DESBLOQUEIE O PODER DA SUA MENTE

CARO(A) LEITOR(A),

Este livro está impactando milhões de vidas e também pode impactar a sua. Para isso, leia-o com atenção e faça todos os exercícios propostos.

Se quiser ainda mais inspiração, confira as redes sociais do autor para acompanhar conteúdos diários sobre o assunto: Instagram e Facebook @michaelarruda, e no YouTube @omnibrasil.

Também queremos saber sua opinião sobre nossos livros. Após a leitura, curta-nos no facebook/editoragentebr, siga-nos no Twitter @EditoraGente e no Instagram @editoragente e visite-nos no site www.editoragente.com.br. Cadastre-se e contribua com sugestões, críticas ou elogios.

Boa leitura!

MICHAEL ARRUDA

DESBLOQUEIE O PODER DA SUA MENTE

PROGRAME O SEU SUBCONSCIENTE PARA SE LIBERTAR DAS DORES E INSEGURANÇAS E TRANSFORME A SUA VIDA

Gente editora

Diretora
Rosely Boschini

Gerente Editorial
Carolina Rocha

Assistente Editorial
Juliana Cury Rodrigues

Controle de Produção
Fábio Esteves

Preparação
Renata del Nero

Projeto Gráfico, Diagramação e Ilustrações do Miolo
Marcela Badolatto

Revisão
Leonardo do Carmo

Capa e Ilustração
Marcela Badolatto

Impressão
Assahi

R. Dep. Lacerda Franco, 300 - Pinheiros
São Paulo, SP - CEP 05418-000
Telefone: (11) 3670-2500
Site: www.editoragente.com.br
E-mail: gente@editoragente.com.br

DADOS INTERNACIONAIS DE CATALOGAÇÃO NA PUBLICAÇÃO (CIP)
Angélica Ilacqua CRB-8/7057

Arruda, Michael
Desbloqueie o poder da sua mente : programe o seu subconsciente para se libertar das dores e inseguranças e transforme a sua vida / Michael Arruda. - 2ª ed.- São Paulo : Editora Gente, 2018.
192 p.

Bibliografia

ISBN 978-85-452-0253-0

1. Hipnose 2. Controle da mente I. Título

18-0592 CDD 615.8512

Índice para catálogo sistemático:

1. Hipnose

DEDICATÓRIA

Dedico este livro a todas as pessoas que querem ser mais felizes na vida.

AGRADECIMENTOS

Acredito que cada pessoa que passa na nossa vida deixa uma marca. E assim foi comigo. Sou grato a muitas pessoas que passaram na minha vida e deixaram sua marca, um aprendizado que me ajuda a ser quem sou hoje.

Alguns continuam amigos próximos, outros mudam de caminho e ficam mais distantes. Alguns ficam por mais tempo, ajudando-me em conquistas maiores, outros, às vezes, apenas por um dia. O que importa é que cada um teve seu papel, e por isso quero deixar minha gratidão.

Em primeiro lugar, gostaria de agradecer aos meus pais, que infelizmente não estão mais aqui para poderem ler essas palavras. Estou aqui graças a eles, são a origem dos meus valores e da minha inspiração.

Aos meus queridos irmãos, Edmar, Brenda e Bryan, que sempre me apoiaram de todas as formas e acreditaram em mim.

À minha amada esposa e sócia, Rafaela, que sempre esteve ao meu lado, me puxando para cima quando eu mais precisei. Sem ela, eu certamente estaria muito longe de ser a melhor pessoa que posso ser.

A meu sócio, Pedro, e a todos os meus funcionários e parceiros de negócios, que são minha base para fazer os projetos acontecerem. Sem eles, não sei quando este livro aconteceria.

Ao Jerry, meu primeiro e eterno mentor de hipnoterapia, que, além de todos os seus ensinamentos, me motivou falando que eu iria mais longe do que eu imaginava. Ao Hansruedi, que confiou em mim e me deu a oportunidade de iniciar esse movimento no Brasil.

Aos instrutores da OMNI Brasil, que nos ajudam diretamente a divulgar essa mensagem.

A todos nossos hipnoterapeutas, que uma vez foram alunos, e que me motivam a compartilhar todo esse conhecimento.

Dentre eles, quero fazer um agradecimento especial àqueles que acreditaram, me ajudaram e continuam ajudando na propagação dessa mensagem. Heróis que não usam capas: Bruno Prado, Caio Irie, Carolina Salgado, Edson Brandão, Eloisa Vasconcellos, Eustáquio Cadeira, Felipe Pereira, Gabriel de Oliveira, Geraldo Foscaches, Hélio Machado, Ik Joo, Katherine Meireles, Leandro Flores, Letícia Christianini, Lucy Mari Tabuti, Márcio Ogata, Raqueline Moreira, Samuel Kiss e Tárcio Brito.

Sou grato também a Pedro Olivel por ter acreditado em mim e incentivado minha mente no início das minhas empreitadas. A Fagner Borges e Conrado Adolpho, parceiros que se tornaram amigos e mentores de como propagar minha mensagem.

A toda equipe da Editora Gente, em especial a Rosely Boschini, que foi a primeira a se envolver e acreditar no potencial da mensagem desse livro, e também a Carol, Dany, Arthur e Ricardo, que foram aqueles com quem tive a oportunidade de ter mais contato e perceber o carinho e dedicação que tiveram para me ajudar a divulgar minhas palavras.

Infelizmente, é impossível listar aqui o nome de todas as pessoas que já contribuíram de alguma forma comigo. Sou grato a cada uma delas, pelo apoio ou aprendizado que deixou em minha vida. E, se você for uma delas, você sabe como me ajudou, por isso, minha gratidão.

Por fim, e tão importante quanto todos, agradeço a você, leitor, pela confiança em escolher este livro. Que ele possa ser o início de uma vida muito melhor.

A todos vocês, minha eterna gratidão.

SUMÁRIO

PREFÁCIO

A correria do dia a dia e a falta de tempo têm consumido a alma das pessoas. São tantas decisões a tomar e coisas para fazer que a ansiedade, a insegurança e a indecisão tomam conta da rotina. Diante disso, é como se fosse criado um abismo entre a vida que você tem e a que sonha em ter.

Por que é tão difícil fazer as mudanças que você quer? Porque todas essas angústias fazem com que você se sinta paralisado pelo medo.

Medo do desconhecido, medo de escolher, medo do que pode acontecer caso você tome a decisão errada. São esses medos que impedem que tantas pessoas saiam de relacionamentos tóxicos, empregos sem propósito e, acima de tudo, as impedem de perseguir os seus sonhos.

E o resultado: as pessoas começam a buscar culpados por tudo aquilo que não acontece como elas gostariam. A culpa é do chefe, da família que não entende, da falta de sorte... E o mais triste que acontece com quem se vê nesse ciclo de sofrimento é que a dor da alma se transforma em dor física, e a partir daí começa uma jornada por médicos e medicamentos que possam fazer parar de doer essas feridas tão profundas. Talvez você esteja vivendo isso neste exato momento e esteja se perguntando agora: mas como a gente se livra de tantos medos? Como a gente cura a ferida da alma? Como encontramos a coragem dentro de nós para irmos atrás de um amor perdido, do emprego dos sonhos, de reconstruir as relações quebradas, buscar a verdadeira felicidade?

Quero te contar uma história popular na filosofia zen budista que fala sobre onde mora o nosso medo:

Há muito tempo, existia um casal completamente apaixonado. Eles se casaram e a vida não poderia ser mais feliz. Os jovens, então, prometeram: caso algum deles morresse antes do outro, aquele que ficasse jamais se casaria novamente.

Passados alguns poucos anos, a esposa faleceu ainda muito jovem. O rapaz vivia seu luto até que conheceu outra mulher por quem se apaixonou perdidamente e resolveu começar uma nova vida.

Porém, todas as noites, quando estava deitado com a nova esposa, o espírito de sua ex-mulher aparecia para o rapaz e lhe julgava e ameaçava por ter quebrado a promessa feita.

Sem saber como se libertar dessa perseguição, o jovem rapaz foi procurar um mestre e pedir-lhe um conselho.

– Você tem certeza de que é o espírito de sua ex-esposa que lhe aparece todas as noites? – Perguntou o mestre.

– Sim, e ela sabe de tudo o que fiz, o que comi, como está meu novo relacionamento... não sei o que fazer. – Respondeu o jovem desesperado.

Depois de refletir um pouco, o mestre lhe respondeu:

– Na próxima noite, você vai pegar um balde cheio de grãos de feijão e colocar ao lado de sua cama. Quando o espírito aparecer, sem olhar, você pegará uma porção de grãos com a mão e a fechará. Em seguida, desafie: espírito, se você é mesmo quem diz ser, diga-me quantos grãos de feijão tenho em minha mão.

O jovem voltou para a casa e, quando a noite caiu, fez conforme o mestre havia lhe instruído. No momento em que o espírito apareceu e o jovem lhe fez a pergunta, o espírito sumiu.

O espírito desapareceu porque ele era uma criação da mente do rapaz, que se sentia culpado por viver uma nova história de amor. Assim como qualquer medo que você possa estar sentindo neste momento, o espírito que assombra o jovem da história que lhe contei era apenas uma ilusão de sua mente. A maneira que sua mente encontrou para projetar aquilo que está guardado dentro de você.

Essa ilusão se transforma numa história apavorante que a mente cria e nos paralisa de tal modo que nos sentimos indefesos e fracos para mudar a nossa realidade. Tudo construído em nosso subconsciente, uma parte mais profunda de nossa mente e responsável pela maior parte de nossas atitudes.

Como você pode acessá-lo? Michael Arruda vai contar tudo para você neste livro sobre como conquistar esse domínio da mente.

Seu método é a hipnoterapia. O resultado: aprender a reprogramar a sua mente, se livrar das amarras que estão dominando você e parar de autossabotar a própria felicidade.

Michael é apaixonado pelo poder da mente desde a adolescência, e em 2016 tornou-se o presidente da OMNI, um dos institutos mais renomados em hipnose no Brasil.

Você vai descobrir como a hipnoterapia é eficaz e poderosa, e vai poder usá-la todos os dias da sua vida. Então, se você quer dar o salto para a vida dos seus sonhos, destravar os seus planos e finalmente assumir o controle de si mesmo e dos seus resultados, este livro é leitura obrigatória. Você não vai mais precisar abrir mão de nenhum segundo sequer da sua vida.

Tenha certeza: tudo começa dentro de você e o que eu mais desejo é que você aprenda a blindar a sua mente, pare de adiar as mudanças que deseja fazer para ser verdadeiramente feliz e nunca mais deixe para depois a realização dos seus sonhos.

Jogue-se de alma nessa experiência.

Forte abraço,

ROBERTO SHINYASHIKI
Psiquiatra e palestrante,
autor de best-sellers como *Problemas, oba!*,
O sucesso é ser feliz e *Louco por viver*

INTRODUÇÃO:

DEIXE SUA MENTE LIVRE

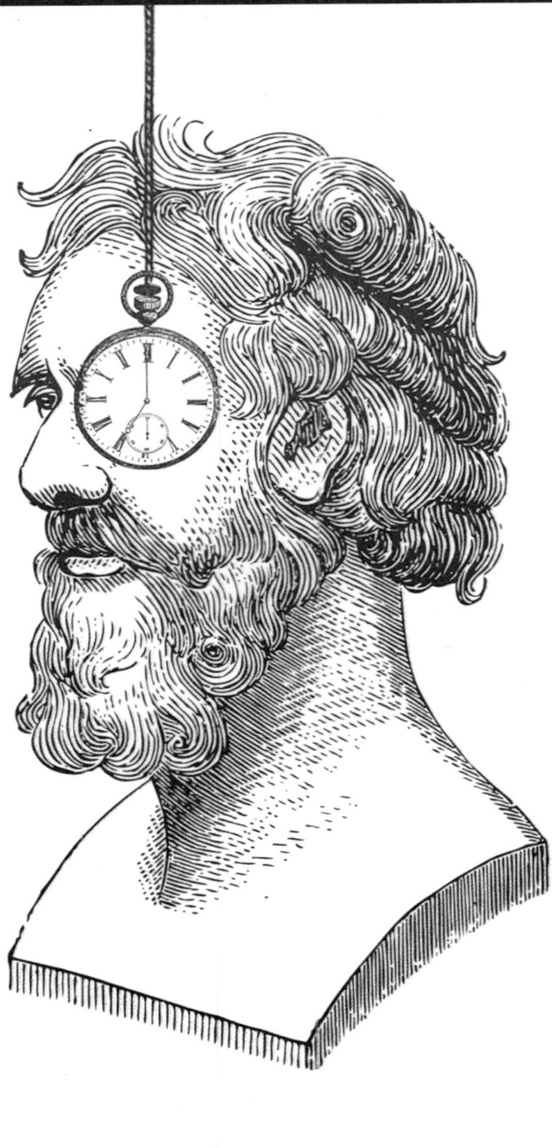

Ela era uma mulher obesa que não conseguia emagrecer de maneira alguma. Sempre atribuía essa dificuldade a um suposto metabolismo lento. Isso, claro, sem falar na falta de tempo para praticar exercícios e cuidar da alimentação.

A real razão do problema, no entanto, era bem outra. Quando criança, sempre que a mãe estava ausente, pois ia à faculdade, ela ouvia do pai que precisava comer muito "para a mamãe ficar feliz", se não comesse, a mamãe ficaria triste.

Na adolescência, no meio de uma dieta para tentar eliminar dois quilos, a mãe sofreu um acidente. Foi quando começou um novo processo de engorda. A mente subconsciente entendeu que esta era a melhor forma de evitar qualquer tristeza materna. E, assim, ela não parou de comer compulsivamente; não importasse quais métodos tentasse, não conseguia mudar seu comportamento e, consequentemente, não avançava em suas metas. Ela estava sendo dominada pela compulsão criada pela própria mente.

Tudo mudou quando ela compreendeu todos esses processos mentais, esses gatilhos que a aprisionavam em um padrão nocivo à saúde, por meio de uma terapia com hipnose.

E se a hipnose de alguma forma o assusta, saiba que não há nada a temer. Muito pelo contrário. Este é o caminho para entendermos a mente. E para quem decide acessar a parte mais profunda de si mesmo, do próprio cérebro, a tal mente subconsciente, tem como recompensa o controle de sua vida, a solução de muitos problemas, até mesmo de questões graves como depressão, síndrome do pânico, fobias e compulsões. Um caminho feito a partir da hipnoterapia.

Trata-se de um processo poderoso no sentido de reprogramar a mente. Mas, por favor, esqueça aqueles estereótipos do cinema e da TV, com a hipnose feita num palco, com o objetivo de impressionar. A hipnose aqui tratada é uma técnica aplicada por profissionais especializados, que se prepararam para tanto, aptos a ajudar pessoas de forma precisa e segura.

No mundo competitivo, corrido e estressante no qual vivemos, falta tempo para olhar para si mesmo, para cuidar das próprias questões. É aí que entram na vida de muitas pessoas problemas pessoais, profissionais ou até de saúde. Sem espaço na agenda para cuidarmos de nós mesmos, ou buscar longas terapias que duram anos, muitos recorrem a paliativos como os remédios, tipo de saída que não passa pela solução completa do problema, apenas cria uma válvula de escape que mascara o verdadeiro problema.

Nesse cenário, conhecer o potencial de sua mente e desbloqueá-lo é uma solução rápida e ao mesmo tempo de alcance profundo, abrindo espaço para que seja apresentada a chave para mudar aquilo que o incomoda. Livre, a mente é capaz de esclarecer tudo o que aflige quem precisa de ajuda. E o profissional capacitado a guiá-lo nesse processo é o hipnoterapeuta. A transformação é alcançada na maioria das vezes em uma a três sessões de trabalho. Sim, você não leu errado!

Não há mágica alguma e vou lhe provar isso: já reparou que várias de suas atitudes são muito similares ao modo como seu pai e sua mãe agem? Ou que repetidamente você age e pensa do mesmo jeito, ainda que em situações diferentes? Um exemplo: somos considerados otimistas ou pessimistas, e isso não varia de situação para situação, é um padrão de nosso comportamento.

Isso tudo faz parte de uma programação existente dentro de nós, que foi sendo criada desde que nascemos. Não importa o que saibamos — ou pensemos saber. É essa informação internalizada que guia toda a nossa vida. A moça que comia para agradar a mãe nunca se havia dado conta da origem de sua compulsão, jamais poderia imaginar quão forte tinha sido aquela colocação, da qual ela nem se lembrava mais, do pai na infância. Porém, acessando de modo profundo a própria mente, foi possível buscar a raiz do problema e alterar aquela programação nociva, transformando seus hábitos alimentares e, consequentemente, sua vida.

Exemplos não faltam. Outra pessoa que encontrou dentro de si as respostas foi um jovem que era tímido a ponto de não conseguir falar com estranhos. Fosse qual fosse o ambiente, ele travava, se fechava, evitava contato. Orientado durante o processo de descoberta mental, ele se fixou numa cena familiar na qual um tio o constrangeu enquanto ele conversava com uma prima, criança como ele à época. Esse parente começou a dizer que o garoto casaria com sua companheira de brincadeiras, espécie de piada que ganhou coro com outros familiares. Foi o suficiente para que ele se fechasse para as conversas vida afora. Hoje, depois do trabalho que fez, não tem mais problemas em se comunicar.

Outro caso marcante que eu já pude acompanhar em meu trabalho na área foi o de uma jovem com tendências suicidas que não conseguia se livrar da vontade de acabar consigo mesma. Depois de recorrer à psicologia e à psiquiatria, ela procurou a hipnose como um último recurso. Em sua primeira e única sessão, descobriu que havia sido abusada sexualmente aos seis anos. Tal dor era tão forte a ponto de se transformar no desejo de tirar a própria vida. Era um trauma não trabalhado e que só teve alívio quando ela se permitiu ouvir sua mente subconsciente e desbloquear o que fosse preciso.

É por essas e outras que é importante questionarmos se a maioria dos problemas não está em nossa mente. Quando descobrimos isso, ganhamos o potencial de transformar qualquer aspecto em nossa vida. Só resta saber como, e este é o objetivo deste livro.

A hipnoterapia é o caminho que nos ensina a entender como podemos assumir o controle de nossa mente e, por consequência, guiar nosso caminho para as conquistas que há tanto tempo desejamos. Ela pode ser encarada como uma forma rápida e eficaz de resolver questões recorrentes. Algo que vem para ressignificar conflitos, apontar caminhos, libertar. Um trabalho que mostra de onde vêm os problemas. Ninguém tem culpa de ser preguiçoso ou de não conseguir emagrecer, há sempre alguma questão mais profunda envolvida. Há uma marca no subconsciente, um registro que define esse comportamento, na maioria das vezes por acreditar que esta é a resposta para defendê-lo de algum risco.

É o que acontece com aquelas mulheres que dizem ter "dedo podre" para homem, sempre com a famosa queixa: "Não consigo encontrar um parceiro que preste!". Mas será que elas são tão desafortunadas a ponto de, entre milhares de solteiros, não achar um que se salve? Ou será que lá nas suas memórias mais distantes está gravado aquele dia, quando ela só tinha 3 anos, e sua mãe se queixava com a irmã dizendo: "Homem é tudo igual, é melhor ficar sozinha!". Dessa forma, essas mulheres estão simplesmente sendo levadas por aquela parte da mente que não controlam.

Aquelas pessoas que se sabotam no emprego, fazendo algo para prejudicar a si mesmas diante da possibilidade de conseguir uma promoção, muito provavelmente estão seguindo a mesma linha. Devem ter ouvido dos pais que dinheiro é sujo ou que o trabalho é uma fonte de sofrimento, um sacrifício. Por isso não se permitem chegar lá.

Não há como fugir: tudo parte de uma programação mental que você não controla — ainda. E a hipnoterapia age diretamente para retomarmos a direção desse centro que dita nossas atitudes perante a vida, pois entra de fato na mente subconsciente, cuja missão é nos proteger, fazer valer a programação que temos tão bem guardada.

Todos nós temos uma história, somos feitos de memórias ocultas que guiam nossas vidas mesmo que a gente não se dê conta disso. Fomos programados para sermos o que somos, e isso inclui características positivas e negativas. O que você gostaria de mudar em sua vida? Hábito, crença, saúde ou mesmo sua conta bancária? Seja como for, não duvide: essa viagem rumo ao subconsciente certamente vai lhe ajudar.

Lembre-se: você controla apenas 5% de sua mente. Não pense que o controle de sua vida é muito diferente disso. O que eu ofereço nas próximas páginas é a conquista do poder sobre a sua mente.

Mas para que esta jornada traga a transformação almejada, você precisa tomar uma decisão. A de começar e ir até o fim. Durante nossa viagem eu irei quebrar paradigmas, propor reflexões e ensiná-lo a como ter o controle da própria vida. Depois disso, não há volta, você não terá mais desculpas para continuar do jeito que está.

Se é isso o que você realmente quer, então comece assumindo o compromisso de persistir até o fim. Afinal, quantas vezes você já começou algo e não terminou, deixando sua mente controlá-lo mais uma vez? Você está assumindo o compromisso consigo mesmo, e eu confio em você. E isso lhe trará uma grande recompensa!

CAPÍTULO I
ESTAMOS VIVENDO COMO PRISIONEIROS

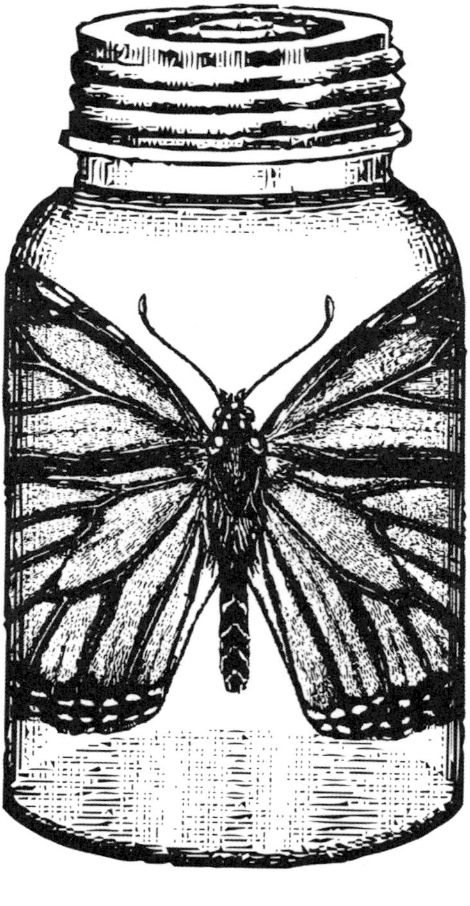

Esta afirmação pode parecer dura num primeiro momento, mas você entenderá o que quero dizer. Quantas vezes você não sentiu como se o controle de sua vida não estivesse em suas mãos? Você tenta fazer tudo o que pode, mas parece que as forças acabam antes de chegar lá. Ou pior, você até consegue fazer tudo, com a melhor das intenções, mas o resultado não sai como esperava.

Então você fica insatisfeito. Não consegue viver o relacionamento que sempre sonhou. Não ganha quanto gostaria. Não se sente bem consigo mesmo. E ainda, muitas vezes, surgem fatores para limitá-lo ainda mais, como insegurança, ansiedade, estresse, medo e até depressão.

Tudo isso o deixa desanimado, sem vontade de acordar e sair para mais um dia de trabalho, mais um desafio, sem gana de lutar e buscar aquilo que o realizaria de verdade.

Na maior parte do tempo, estamos insatisfeitos com a situação no trabalho, em relacionamentos, na saúde, na vida como um todo. Então, começamos a nos comparar a outras pessoas, e muitas vezes a grama do vizinho parece estar mais verde. Até que surgem pensamentos de revolta questionando quando isso terá um fim.

Geralmente, quando mais novos, tínhamos muitas metas, desejos e ambições, mas, com o passar do tempo, parece que fomos encontrando grades que nos limitam de ser quem queremos ou mesmo viver felizes como desejamos.

Mas se sabemos que essas grades não existem aí fora, ninguém nos proíbe de buscarmos o que quisermos, onde elas estão? Dentro de nós mesmos, em nossa mente. Ela nos vigia e diz o que é permitido ou não.

O que sentimos ou deixamos de sentir. O que vivemos ou deixamos de viver. Nossa mente se torna a voz de nossa angústia.

É AQUI QUE ANSIAMOS POR SOLUÇÕES MÁGICAS

Ninguém gosta de sofrer, e queremos fazer com que o sofrimento vá embora o mais rápido possível. Mas se não sabemos como mudar a nós mesmos, como parar de sofrer? É quando buscamos desesperadamente soluções mágicas fora de nós, e na maioria das vezes colocamos o problema em algo que simplesmente tentamos tirar de nossa vida.

Se estamos insatisfeitos com o namoro, reclamamos do parceiro até chegar ao ponto de querermos trocá-lo. Se há problemas com os filhos, já que não podemos trocá-los, queremos forçá-los a ser do jeito que decidimos. A solução é sempre mudar a pessoa ou substituí-la.

E no âmbito profissional não é diferente. Na verdade, parece que o problema é até maior. Uma pesquisa da International Stress Management do Brasil (Isma-BR) realizada com pessoas entre 25 e 60 anos apontou que 76% dos entrevistados se sentem infelizes com a vida profissional.[1]

O problema é o chefe que não o valoriza? A pressão que colocam em você? As regras muito rígidas? Aquele colega de trabalho que não gosta de você? O salário que podia ser maior?

E aí surgem os pensamentos procurando razões e justificativas. A vida seria muito melhor se meu chefe saísse, se mudassem as regras da empresa e, principalmente, se meu salário valesse a pena. Sempre pensamos que mudando algo externo a vida fluiria melhor.

Mas já que não é possível mudar tudo isso, esses elementos continuam nos pressionando por todos os lados, até que realmente perdemos o controle de nossas próprias emoções e, por consequência, nossa saúde.

---

1. PIOVAN, Ricardo. Brasil: 76% das pessoas estão infelizes no trabalho. Disponível em: <www.minhagestao.com/artigos/brasil-76-das-pessoas-estao-infelizes-no-trabalho/>. Acesso em: abr. 2018.

Ainda segundo a Isma-BR, a chamada síndrome de *burnout*, antigamente chamada de "estafa" — ou nível de estresse devastador, que quem o sente se vê sem saída, a ponto de explodir — atinge 30% dos trabalhadores brasileiros. Vale lembrar que essa síndrome provoca exaustão física e mental, trazendo consigo sérios problemas de convivência e relacionamento no trabalho e em casa.

Se o plano profissional não vai bem, dificilmente a vida pessoal estará adequada.

Então passamos a sentir o problema em nós mesmos, através de sintomas como ansiedade, medo e até depressão. O triste é que esses males estão se tornando cada vez mais "populares".

MALES DO SÉCULO

O índice de pessoas com depressão aumentou 18,4% entre 2005 e 2015, atingindo 322 milhões de homens e mulheres em todo o mundo. No Brasil, a estimativa é de que 11,5 milhões de habitantes sofra com a doença. Nosso país, aliás, é aquele com a maior incidência de depressão na América Latina, e o segundo considerando as Américas, perdendo apenas para os Estados Unidos. Os dados são da Organização Mundial da Saúde.[2]

No que se refere à ansiedade, o Brasil é recordista mundial. Uma multidão de 18,6 milhões de pessoas sofre desse mal.[3]

Infelizmente, o fim dessa linha de dores emocionais é o suicídio, com mais de 800 mil mortes por ano no mundo, segundo dados da OMS, de 2014, e a segunda maior causa da morte entre jovens de 15 a 29 anos. O Brasil registra uma média de trinta suicídios por dia.[4]

---

2. ONUBR — Nações Unidas no Brasil. OMS registra aumento de casos de depressão em todo o mundo; no Brasil são 11,5 milhões de pessoas. Disponível em: <https://nacoesunidas.org/oms-registra-aumento-de-casos-de-depressao-em-todo-o-mundo-no-brasil-sao-115-milhoes-de-pessoas/>. Acesso em: abr. 2018.

3. Idem.

4. Brasil. Ministério da Saúde. Disponível em: <http://portalarquivos.saude.gov.br/images/pdf/2017/setembro/21/Coletiva-suicidio-21-09.pdf>. Acesso em: abr. 2018.

E já que acreditamos que tudo isso veio de fora, de novo buscamos soluções externas, dessa vez em forma de comprimidos. É como se fosse possível empurrar os dilemas para debaixo do tapete e se esconder atrás de remédios que só tratam os sintomas, não as causas reais das dores emocionais. E para piorar, infelizmente vivemos em meio a uma indústria que, cada vez mais, quer que nos mantenhamos anestesiados — ou aprisionados — em relação a nossos problemas. E isso se prova com números.

PÍLULAS DA ILUSÃO

Por exemplo, o analgésico mais popular que conhecemos é um dos medicamentos mais vendidos do Brasil. Para se ter uma ideia do consumo, basta dizer que entre 2013 e 2016 o produto saiu da nona para a quinta posição na lista dos dez mais comercializados, de acordo com a consultoria IQVIA, líder mundial em informações a respeito de produtos e serviços de saúde. Isso principalmente porque o analgésico tem princípios ativos que agem rapidamente, além de ter todo um projeto de marketing e vendas muito bem organizado nas farmácias, nos principais meios de comunicação e nas redes sociais. Os números falam por si: a página do remédio no Facebook tinha 1,4 milhão de seguidores em fevereiro de 2018. É certamente mais do que conseguiram obter muitos artistas e figuras públicas.[5]

A questão é que, quando não usado de forma direcionada, o medicamento pode acabar mascarando os reais problemas de quem o consome.

Outro exemplo dessa tendência de ter nos remédios uma muleta diz respeito ao uso do clonazepam. Princípio ativo usado no medicamento indicado para o controle de fobia social, distúrbio de pânico e ansiedade de modo geral. Sobre esse medicamento em particular,

---

5. Estadão. Dorflex: o analgésico mais pop do Brasil. Disponível em: <http://infograficos.estadao.com.br/focas/tanto-remedio-para-que/corpo-1.php>. Acesso em: abr. 2018.

nosso país se destaca. Os brasileiros são os maiores consumidores mundiais desse fármaco, que depois de ingerido permanece dezoito horas agindo no corpo.[6]

É preciso lembrar que o risco de dependência é alto, o que ocorre muitas vezes em dois ou três meses de medicação. Por isso deveria haver muito mais cautela em relação ao uso. Há até mesmo registros de casos de internação por abstinência. Geralmente não é possível parar de fazer uso de uma hora para outra, sem que seja feito antes um corte lento e programado.

Até o jornalista Pedro Bial, veja só, mesmo com toda sua experiência de trabalho, admitiu, em entrevista para a revista *Playboy*, ter usado esse medicamento algumas vezes para conseguir entrar no ar em seus tempos à frente do Big Brother Brasil.[7] Era uma forma de domar a ansiedade antes de encarar a apresentação do programa, o *reality show* mais popular da Rede Globo.

Em momentos de pressão, tão comuns nos dias de hoje, nosso cérebro precisa trabalhar de forma mais acelerada, o que mexe conosco a ponto de provocar ansiedade. O remédio entra, nesse contexto, como uma ferramenta que ajuda a dar equilíbrio. Contudo, isso ocorre em um nível superficial.

Porém, se os vilões da indústria de medicamentos no Brasil fossem unicamente esses dois fármacos, seria algo simples de ser resolvido. O problema vai muito além.

Entre 2013 e 2017, foi registrado um aumento de 42% nas vendas de remédios no Brasil. Não à toa, o mercado farmacêutico faturou 49 bilhões de reais no país em 2016, ainda conforme levantamento da IQVIA.

E isso não é tudo: de acordo com um estudo do Ministério da Saúde feito entre 2013 e 2014 com 41 mil entrevistados em todas as regiões, metade das pessoas ouvidas ingeriu no mínimo um remédio nas duas

---

6. Superinteressante. Nação Rivotril. Disponível em: <https://super.abril.com.br/saude/nacao-rivotril/>. Acesso em: abr. 2018.

7. ONUBR — Nações Unidas no Brasil. OMS registra aumento de casos de depressão em todo o mundo; no Brasil são 11,5 milhões de pessoas. Disponível em: <https://nacoesunidas.org/oms-registra-aumento-de-casos-de-depressao-em-todo-o-mundo-no-brasil-sao-115-milhoes-de-pessoas/>. Acesso em: abr. 2018.

semanas anteriores à pesquisa,[8] o que reflete o fato de se ter uma pequena farmácia em casa e fazer da automedicação um hábito cotidiano. E quem não tem algum parente ou amigo louco por remédios? Eu conheço um senhor, de 94 anos, que sai frustrado do consultório se o médico não entrega uma receita com uma lista de medicamentos. Para ele, esses são os "médicos fracos", que não resolvem nada.

Trata-se de um bom retrato do problema no Brasil. E olhe que eu nem citei aqui o famoso "doutor Google", o maior aliado de quem pratica a automedicação e se apavora por conta própria em casa antes de procurar um profissional para entender o que de fato está acontecendo em caso de doenças.

Tudo isso ocorre porque nos fazem acreditar, desde a infância, que a solução para nossos problemas está fora de nós. Estudar mais, terminar aquele curso, conseguir aquele emprego, casar, sempre falta "só mais um item" externo para nos sentirmos bem.

Assim, parece normal achar que a solução está na prateleira da farmácia, e não em nosso interior. Isso limita o conhecimento sobre como dominar a mente e desbloquear o poder interior.

PARECE UM BECO SEM SAÍDA

Cada pessoa é um mundo e, em tempos de tanta pressão, não faltam motivos para se sentir em colapso. Sabemos do mal que sofremos, o desafio que nos pressiona, mas só se falam das soluções pregadas pelas indústrias, como já mencionei. De novo nos sentimos sem ter para onde ir, presos ao destino.

Mas existe uma saída, e ela está em encontrarmos a raiz do que nos provoca determinado sentimento, ou seja, buscar a solução dentro de nós mesmos. Descobrir nossa mente e achar a causa desses problemas que podem estar ligados a marcas que talvez nem sequer temos consciência que carregamos.

---

8. MAGALHÃES, Alline; WERNECK, Carolina. Nas farmácias, venda de remédio subiu 42% em cinco anos. Disponível em: <https://www.interfarma.org.br/noticias/1152>. Acesso em: abr. 2018..

O VÍCIO DE JOÃO

Fumante desde os 17 anos, João tem hoje 39. O volume de cigarros fumados todos os dias aumenta de acordo com o momento. Em tempos de muito estresse no trabalho — ele é jornalista, portanto dá para imaginar a pressão e a correria —, ele consome mais, podendo chegar a três maços por dia, o que significa sessenta unidades. Seu médico, um pneumologista que ele frequenta há dez anos, avisou que era muito. Seus pulmões já começam a pedir clemência, estão comprometidos.

Diante desse panorama, João se culpa muito. Ele não se sente um bom exemplo para os filhos, dois meninos, um com 4 e outro com 7 anos. Sabe que incomoda a mulher com o cheiro de cigarro que nele está sempre impregnado, todos detestam quando ele fuma no carro, enquanto dirige. Sabe que está prejudicando a própria saúde, mas, mesmo assim, parar é muito difícil. Embora tenha muita vontade, afinal ele sabe quantos riscos está enfrentando por se manter no vício, nada é suficiente.

Por que João está nessa situação? Você acha que ele é fraco? Quantas vezes você já não esteve na mesma situação que ele? Quantas vezes já soube que precisava mudar, mas, por algum motivo, simplesmente não conseguia ou nem chegava a tentar?

Talvez seu desafio não seja o cigarro, mas o desânimo, o nervosismo, o descontrole alimentar, a depressão, ou até a dificuldade financeira. O que o faz infeliz? Qual é seu desafio?

De agora em diante, como eu não sei exatamente o que você quer mudar em sua vida, usarei as palavras "desafio" e "infelicidade" muitas vezes para representar aquilo que está lhe fazendo mal e você quer mudar. E, se você está disposto a vencer isso, está na hora de desbloquear, de uma vez por todas, o potencial de sua mente e transformar sua vida. Foi o que aconteceu com João. E no próximo capítulo vamos entender o que o impedia de vencer seu desafio.

CAPÍTULO 2

LIVRE-SE DAS PRISÕES MENTAIS

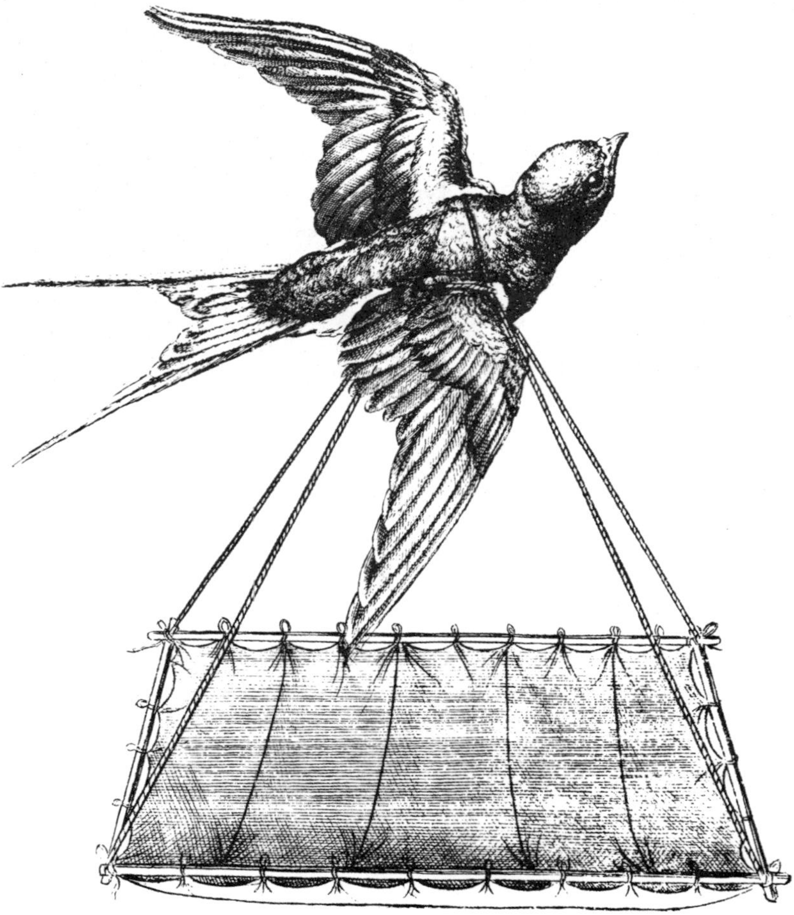

Nossa mente cria estratégias para nos proteger. E por desconhecermos os mecanismos que a fazem agir de determinadas maneiras, acabamos por não encontrar a chave capaz de nos tirar das prisões mentais.

Para prosseguirmos nossa jornada, quero compartilhar com você um conto popular que traduz o conflito que vivemos constantemente em nossa mente:

Certa vez, um discípulo disse a seu mestre:
"Tenho passado grande parte do dia vendo coisas que não devia ver, desejando coisas que não devia desejar, fazendo planos que não devia fazer."
O mestre convidou o discípulo para um passeio. No caminho, apontou para uma planta e perguntou se o discípulo sabia o que era. O discípulo respondeu:
"Beladona. É uma planta que pode matar quem comer suas folhas."
"Mas não pode matar quem apenas a contempla. Da mesma maneira, os desejos negativos não podem causar nenhum mal se você não se deixar seduzir por eles."

Diariamente, todos nós passamos por diversos desafios. O que para uns poderia ser uma experiência de alívio, para outros é um grande sofrimento. E o pior: enquanto algumas pessoas conseguem lidar com muita tranquilidade com situações de conflito, outras entram em ciclos de negatividade muito difíceis de serem interrompidos. Por que isso acontece? Por que os pensamentos negativos e desmotivadores vivem atordoando algumas pessoas, enquanto outras parecem que foram abençoadas com a simplicidade da alegria?

Por que parece que, não importa o que façamos, não conseguimos melhorar nosso relacionamento, controlar nossa ansiedade ou apenas fazer o que acreditamos ser o melhor?

Muitas vezes sentimos que não temos o controle sobre nossa própria vida, e o que quero lhe explicar é que, geralmente, não temos mesmo.

Nós fomos programados para sermos o que somos. Para conseguir o que conseguimos em nossas vidas, e também para sofrer o que estamos sofrendo. Provavelmente esta seja a razão que impede João de se livrar do vício.

Mas tenha calma! Não quero desanimá-lo e falar que você precisa se contentar com a situação na qual se encontra. Pelo contrário, você entender que é um prisioneiro da própria mente é o primeiro passo para descobrir como sair dessas grades.

Eu disse que você está preso, mas antes de explorarmos o que é essa prisão, precisamos saber quem é "você".

De acordo com os maiores especialistas do mundo em cérebro e cognição, quem você pensa que é na verdade representa apenas 5% de quem realmente é. Sim, você que lê, pensa e questiona é apenas 5% de sua identidade, pois os outros 95% estão fora de seu acesso consciente.[9]

Talvez você esteja duvidando da informação anterior, mas posso lhe dar uma pequena amostra do que estou falando: enquanto você lia estas linhas, não estava percebendo o que estava sentindo, a posição de seu pé, a textura da superfície de onde estava sentado, o ritmo de sua respiração ou mesmo os barulhos a sua volta.

Por outro lado, quando você lia o parágrafo acima, passou a perceber tudo isso. Ou seja, ficou consciente desses fatores que mencionei, mas que seu corpo e seus ouvidos já estavam captando independentemente de você estar consciente ou não deles.

Essa parte sua que tem a capacidade de direcionar sua vontade e atenção, ler, refletir, questionar, analisar e entender o mundo é o que chamamos de "mente consciente".

---

9. BBC. How Big Is the Unconscious Mind? Disponível em: <www.bbc.co.uk/programmes/p00pyhx2>. Acesso em: abr. 2018.

Enquanto você está pensando em uma única coisa, há milhares de processos e interações acontecendo com seu corpo e entre você e o ambiente. Seu coração está batendo sem que você tenha decidido isso. Cada centímetro de sua pele está recebendo informações do ambiente, como a textura e a pressão do que ela está tocando, a temperatura do local onde você está agora, se há ou não outras pessoas ao redor.

Mesmo sem reparar em seus pés há momentos atrás, se um inseto o tocasse, você imediatamente o afastaria com a mão, talvez sem pensar nessa ação, como se fosse algo "automático". Suas funções biológicas, tudo o que organismo faz de forma automática, dizemos que é controlado pela "mente inconsciente", alocada em um sítio mais primitivo do cérebro, chamado "cérebro reptiliano".

E mesmo que sua atenção esteja apenas nestas linhas, sua mente está juntando sílabas, palavras, lembrando os significados e conectando tudo para que a frase tenha um sentido, tudo em frações de segundo. Um processo bem complexo, que hoje é feito automaticamente por sua mente sem que você precise pensar. Mas você se lembra de como era difícil quando estava aprendendo a ler e precisava pensar em cada sílaba?

Essas capacidades mentais automáticas, como os hábitos, assim como sua parte emocional, estão sob o controle de sua "mente subconsciente".

É IMPOSSÍVEL VENCER UMA GUERRA SEM UM EXÉRCITO

O problema surge quando você, ou melhor, sua parte consciente tem um desejo, mas seu subconsciente — que é muito mais poderoso — não precisa disso, ou pior, quer o oposto.

Muitas vezes, quando queremos mudar algo em nossa vida, sentimos que estamos travando uma verdadeira guerra interna, e geralmente a perdemos. Isso acontece porque não sabemos como usar o exército que temos dentro de nós.

Imagine que nosso exército é formado por cem soldados. Quando estamos realmente empenhados em realizar algo (consciente), é como se mandássemos nossos cinco melhores soldados para uma guerra.

Porém, se o restante do exército, os outros 95 soldados (subconsciente), não se compadecer e lutar com convicção para o sucesso de nossa missão e, ao contrário, resolver ficar descansando no quartel, a derrota será certa.

Se pensarmos no João do capítulo anterior, a guerra dele é contra o vício do cigarro. Conscientemente ele sabe que precisa parar de fumar, quer cuidar da saúde, ver os filhos se formarem na faculdade. Mais importante ainda, ele quer brincar no chão com os netos um dia, um sonho que ele cultiva desde sempre.

Seguindo a analogia, João sempre manda seus cinco soldados espetaculares para a guerra, mas eles vão sozinhos e perdem. E a cada nova vez que forem convocados, estarão mais desanimados e terão uma derrota mais rápida.

Por isso parece que cada vez que João tenta parar de fumar é mais difícil, e ele volta ao cigarro mais rápido.

Agora você deve estar se perguntando: E o que faz o subconsciente não querer a mudança, não desejar enfrentar a batalha e lutar pela vitória?

O subconsciente foi programado para isso. E se ele é 95% de quem você é, podemos dizer que você é o seu subconsciente. Se você é gordo, magro, ansioso, depressivo, se tem bons relacionamentos ou não, se tem sucesso profissional ou não, fumante ou não... tudo, de algum modo, foi programado no seu subconsciente.

Mas como são feitas essas programações? É muito simples de entender: tudo o que você já viveu, de alguma forma, ficou registrado lá. E com cada uma dessas experiências seu subconsciente aprendeu uma lição. E a grande função dele é seguir à risca todas as lições aprendidas.

ONDE ESTÁ A RAIZ DE NOSSO DESCONTROLE?

O subconsciente guarda memórias que explicam muito sobre as pessoas que nos tornamos. O problema é que essas memórias estão tão bem guardadas que muitas vezes nem sabemos que elas existem.

O vício de João, por exemplo, tem uma história da qual ele nem sequer se lembrava: quando criança, era apaixonado por motos. Exatamente como tantas crianças são, nada de outro mundo. Aos 6 anos, ele ganhou um irmão, Pedro, e de uma hora para outra perdeu a atenção exclusiva de seus pais e familiares mais próximos, como avós, tios e primos. A chegada de um irmão é um choque para muitas crianças, uma situação de crise realmente comum nas famílias. Até aí, mais uma vez, não era nada de outro mundo.

Até que nós chegamos ao ponto, ao gatilho do vício. Um dia, ele viu seu pai em cima de uma moto acendendo um cigarro. Para ele, aquela era uma pose de herói. Repare que a cena unia um ídolo da vida de João, seu pai, e seu objeto maior de admiração na infância, a moto. Naquela hora, naquele momento de sensibilidade por conta da chegada do irmão, ele quis ser como o pai.

Anos depois, na adolescência, ele não teve dúvidas em aceitar um cigarro que um primo mais velho, que ele também admirava muito, ofereceu. Foi o suficiente para ele se sentir poderoso.

Aos poucos, começou a fumar com mais frequência para acompanhar o primo, até chegar ao ponto de ser considerado fumante. A lição que estava registrada no subconsciente era que fumar era o que os heróis — como seu pai — faziam.

Assim, vida afora, sempre que ele se sentia desafiado por alguma situação, por menor que fosse, como era o caso do estresse no trabalho, sua mente entendia que, para passar por aquilo mais facilmente, era preciso fumar. E vinha aquela vontade incontrolável.

Então, João não parava de fumar, não por não ser forte o bastante, mas porque sua mente não deixava. Sem que ele pudesse compreender, sua mente lhe dizia que, se ele parasse de fumar, deixaria de ser um herói.

TRIUNFO SOBRE O MEDO

Nossa mente subconsciente é poderosa e só quer nos proteger. Porém, ela é inocente e muitas vezes nos protege de maneiras que preferiríamos que não o fizesse.

Ela pode nos gerar sentimentos de afeição, carinho e apego, fazendo com que nos empenhemos ao máximo por nossos filhos e cônjuge, para nos proteger da solidão. Ela também pode criar sentimentos de nervosismo e medo quando estamos diante de uma oportunidade, para nos proteger de uma possível vergonha se falharmos.

E sobre este último exemplo posso falar com propriedade, pois já foi uma das estratégias que minha mente usava para me "proteger" — ou deveria dizer "sabotar"?

Esta é nossa prisão mental: o subconsciente, com aprendizado distorcido, muitas vezes ao acreditar que está nos ajudando, frustra os projetos, sonhos e planos que poderiam nos trazer mais felicidade. Como resolver esse embate? Aprendendo a acessá-lo e, a partir disso, mudar as programações.

Como fazer isso? É justamente o que vou ensiná-lo.

TESTE DO GÊNIO MÁGICO

Tire alguns minutos para pensar em todas áreas de sua vida: autoestima, família, carreira, saúde, finanças e espiritualidade.

Se você pudesse dar para cada uma dessas áreas uma nota de 0 a 10, sendo 0 = muito ruim e 10 = em perfeito estado, como elas seriam?

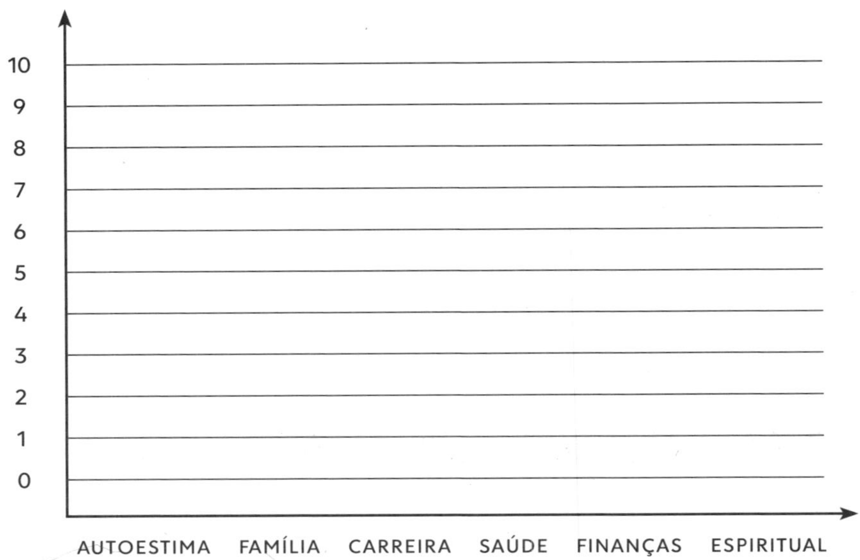

Agora imagine se aparecesse um gênio mágico neste momento e falasse: "Escolha uma área, e eu a transformarei em uma bênção". Qual você escolheria?

Pense na área de sua vida que está mais prejudicada, e qual o principal fator que tem desbalanceado essa área? Essa resposta é sua infelicidade, o desafio que precisa superar. Pode ser:

- Insatisfeito consigo mesmo por estar muito acima do peso?
- Infeliz pelos problemas familiares constantes?
- Desmotivado por não crescer no trabalho ou não fazer o que gosta?
- Sufocado por conta das dívidas?
- Desesperado por não conseguir se livrar dessa depressão?

O gênio mágico é sua mente. E você será responsável por ativá-la para realizar as mudanças que deseja. Portanto, ao longo desta leitura, lembre-se de sua infelicidade ou desafio. Você receberá as ferramentas para operar a mágica em si mesmo.

CAPÍTULO 3

O CAMINHO PARA O VERDADEIRO PODER

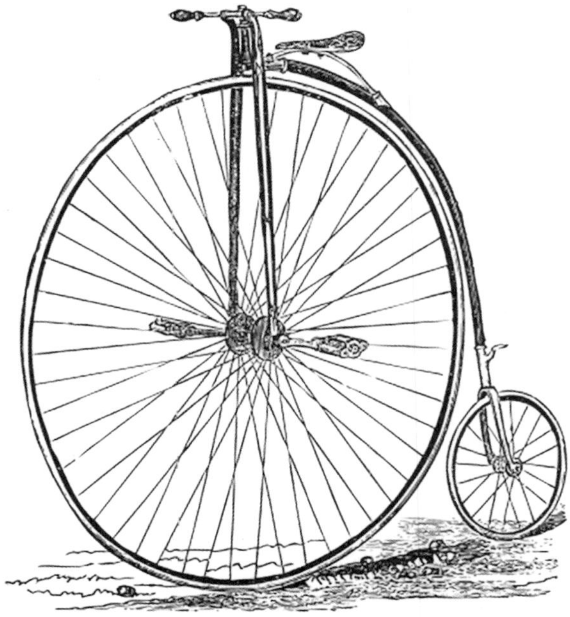

Tudo começou quando ele tinha 8 anos, ao ter de cuidar do pai com câncer, em estado terminal, sentindo muita dor, sempre deitado na cama. Um dia, um menino chamado David viu chegar em casa um hipnotista amigo de seu velho. Nunca se esqueceu da cena daquele homem entrando no quarto. E, principalmente, guardou na memória a expressão leve e feliz de seu pai doente quando o hipnotista os deixou. Seu pai tinha até um sorriso no rosto, mas o que realmente emocionou David foi ver seu pai tentando brincar com ele, sem uma expressão de sofrimento, algo que há muito não acontecia. Foi aquele homem que sabia hipnotizar o responsável por aquilo.

Dali em diante, a vida nunca mais seria a mesma. Naquele momento ele decidiu que queria trazer alívio para a vida das pessoas, da mesma forma que aquele senhor havia feito com seu pai.

Depois de perder o patriarca da família, David passou a acompanhar o conhecido nos shows de hipnose. Estava encantado com o novo mundo do qual começava a fazer parte. Aos 12 anos, já fazia ele mesmo alguns shows. Não à toa, ficou conhecido como o hipnotista mais jovem do mundo.

O passo seguinte foi fazer parte de uma caravana de artistas, uma espécie de trupe circense, chamada Vaudeville. De cidade em cidade, eles se apresentavam uma semana em cada lugar. Como o tempo era curto, eles não tinham outra opção a não ser fazer muito sucesso. Não havia tempo para atrair o público com muitas apresentações. Por isso, os integrantes que não recebessem muitos aplausos eram convidados a sair do grupo.

Não foi o caso de David, que, além dos números de hipnose, tocava saxofone e fazia um show de comédia com um macaco. Naquela época, o talento para hipnotizar não passava de um hobby, apesar da paixão que ele sentia pela prática.

E o sucesso nos palcos cresceu tanto que ele até criou um nome mais comercial, mudando de David Kopelman para Dave Elman. E assim foi na adolescência inteira. Até que, aos 27 anos, teve a oportunidade de trabalhar numa rádio, e fez carreira como radialista. Depois de alguns anos, chegou ao auge tendo um programa próprio na emissora que o contratara. A atração, transmitida ao vivo e com uma plateia no estúdio, era sobre hobbies estranhos, com convidados apresentando suas atividades.

Um belo dia, eis que surge no roteiro um homem com o passatempo de hipnotizar. Interagindo com a plateia, ele não conseguia ter sucesso. Nada funcionava. Com medo de perder a audiência, o apresentador Elman saiu de sua cadeira e pediu para ajudá-lo. Aí sim o número deu certo. Foi um estouro na audiência.

Uma curiosidade: foi somente depois do episódio que a mulher de Elman ficou sabendo do dom especial do marido. No carro, voltando para casa, ela não deixou barato e quis saber desde quando ele tinha aquele talento e por que ela nunca soube daquilo.

Foi quando ele voltou a fazer shows. E, veja você, muitos médicos pediram para ele ensinar a técnica que dominava, queriam entender como ele conseguia ser tão rápido e eficiente. Ficou popular e famoso a ponto de ter turmas todos os dias, de segunda-feira a sábado, para ensinar apenas médicos como induzir as pessoas em hipnose.

Antes de 1970, ele sozinho já tinha ensinado mais de 10 mil médicos e profissionais da área de saúde a utilizar os métodos de hipnose, que ainda hoje são tão desconhecidos e geram tantos mitos. Esse jovem, chamado Elman, foi o ponto inicial para que milhões de vidas pudessem ser transformadas com a hipnose após seu tempo.

Mas, por volta dessa época, surgiu outra pessoa na história. Um pequeno garoto chamado Jerry. Ainda criança, mas já apaixonado por hipnose, morava perto de seu ídolo. E batia na porta do hipnotista pedindo que ele o ensinasse o que sabia. Elman respondia que só treinava médicos, lembrando que ele era apenas um garoto.

Mas quem disse que o menino desistia? Continuava tocando a campainha e ouvindo "não". A situação chegou ao ponto de Elman parar de atender a porta. Porém, nem assim o pequeno parou. E começou a fazer suas abordagens em dias alternados, para que os donos da casa não conseguissem despistá-lo. Não admitia ser ignorado e seguia em frente com seu objetivo.

Por fim, conseguiu o que queria. Numa dessas conversas, Elman decidiu entregar um gravador antigo para Jerry, perguntando se ele sabia o que era aquilo. Ele não sabia, claro, mas mentiu afirmando que conhecia o objeto. E o mestre pediu que ele gravasse suas aulas.

O menino não demorou a aprender como usar aquele aparelho. E ficou ainda mais encantado com o passar do tempo. Começou a aplicar tudo o que aprendia, e enquanto crescia foi envolvendo-se mais e mais com o tema. Até que, décadas depois, após muitas pessoas verem seus resultados e perguntarem o segredo, decidiu fundar uma escola de hipnoterapia, chamada OMNI Hypnosis Training Center.

Isso aconteceu em 1979, e Jerry foi o responsável por propagar e evoluir os métodos da hipnoterapia clássica. Um processo que qualquer pessoa pode aprender a fazer se for ensinada corretamente, e que tem um poder imensurável.

E hoje sigo o mesmo passo deles. Carrego isso com muita responsabilidade, pois tive a oportunidade de aprender os métodos pessoalmente com o filho de Elman e também com o próprio Jerry. Tenho a honra de ser a única pessoa no Brasil que pôde conviver com ambos.

Tenho como missão propagar essa ferramenta que impacta tantas vidas, mas ainda cheia de mitos e preconceitos. E meu objetivo neste livro é mostrar como desbloquear todo potencial de sua mente, para então transformar sua vida.

O NATAL INFELIZ

Todo ano era a mesma coisa: dezembro chegava e o humor dela já começava a mudar. Marília tinha 50 anos quando decidiu se perguntar por que sempre ficava tão triste com a proximidade das festas natalinas. Não havia um motivo concreto. Ela não se lembrava de nenhuma razão óbvia que a levasse a ficar mal daquele jeito. Nem o apoio do marido e das três filhas a confortava nessa situação.

Foi quando decidiu recorrer à uma sessão de hipnoterapia. Marília descobriu que sua tristeza estava ligada à lembrança de ver, quando pequena, aos quatro anos, sua mãe e duas tias chorando em plena noite de Natal, em razão do falecimento de outra tia em decorrência de uma leucemia. Dali por diante, o Natal seria sempre sentido como um dia amargo, de muita infelicidade e melancolia.

No plano consciente, ela nunca seria capaz de se lembrar daquilo. E por meio da hipnoterapia foi possível que Marília alcançasse seu subconsciente e essa lembrança para falar com sua criança interior. Ela não precisava reviver aquela dor em todos os Natais.

O final dessa história envolveu a compra, pela primeira vez, de alguns adereços natalinos para a casa, agora um lar feliz como nunca no primeiro dezembro depois da hipnoterapia.

COMO NASCEU A HIPNOSE

A hipnose é algo novo para você? Pois saiba que, muito além de Elman e Jerry, estamos falando aqui de um dos ofícios mais antigos do mundo, algo que sempre nos acompanhou. Duvida? Então observe o infográfico a seguir com um breve panorama da trajetória que nos levou ao conhecimento que temos hoje sobre essa poderosa ferramenta.

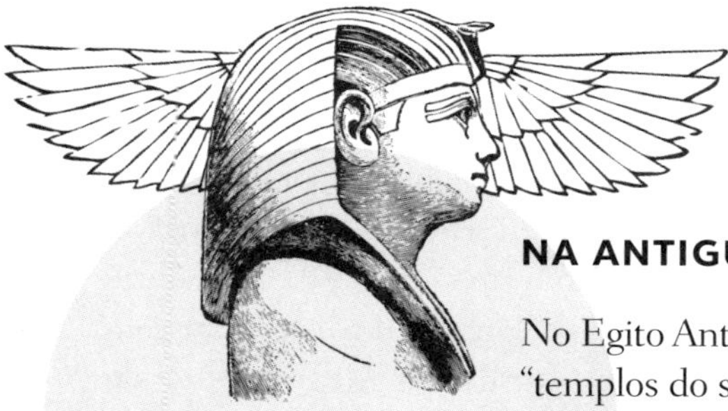

NA ANTIGUIDADE

No Egito Antigo, a hipnose era usada nos chamados "templos do sono". A crença era a de que muitas enfermidades poderiam ser tratadas depois de os enfermos entrarem e ficarem dias imersos em "sonos profundos". Também na Grécia os enfermos podiam recorrer a esses templos. Dormiam e despertavam curados. Ao menos era nisso que acreditavam.

FRANZ ANTON MESMER (1734-1815)

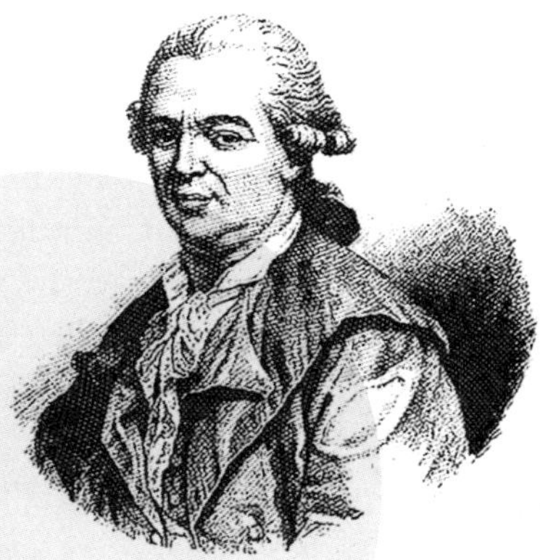

Mesmer usava o conceito de magnetismo para curar seus pacientes. Para ele, toda doença era resultado de um desequilíbrio entre o magnetismo humano e o universal. Utilizava ímãs nos tratamentos que realizava, até o momento em que percebeu que só era preciso usar as próprias mãos para atingir seus objetivos. Queria restabelecer a energia magnética das pessoas. Depois, Benjamin Franklin, observando seus processos, concluiu que a melhora dos pacientes se dava unicamente pela crença e pela imaginação deles mesmos (hipnose).

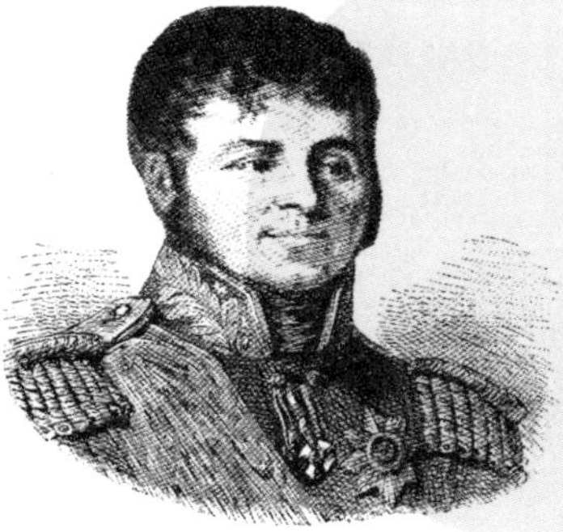

BARON D'HENIN DE CUVILLERS (1755-1841)

Foi o primeiro a utilizar o termo "hipnose" em seus trabalhos. Nome derivado de "Hipnos", deus do sono pela mitologia grega.

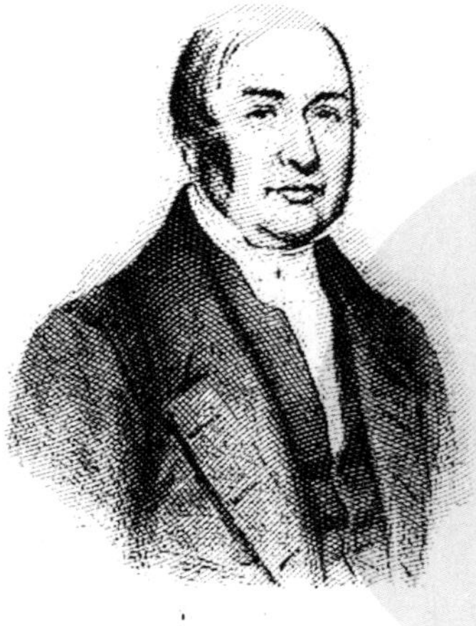

JAMES BRAID (1795-1860)

Braid foi um dos cientistas pioneiros por levar a prática para a comunidade científica e o responsável pela popularização do termo "hipnose". Descobriu que poderia levar os pacientes a um estado aparentemente igual ao produzido por Mesmer, fazendo uso de métodos mais científicos. Mais tarde percebeu que esse estado não tem relação com sono, e tentou mudar o nome, mas o termo já havia sido disseminado e era usado correntemente.

JAMES ESDAILE (1808-1859)

Realizou mais de trezentas cirurgias, em um presídio em Calcutá, na Índia, apenas colocando os pacientes em "sono profundo", sem anestesia. Até amputações eram realizadas.

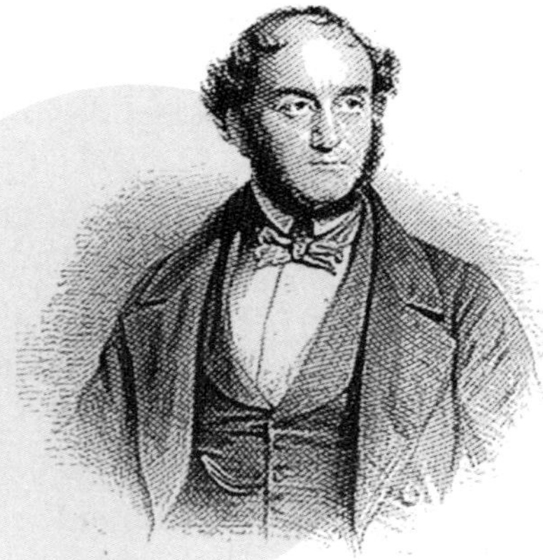

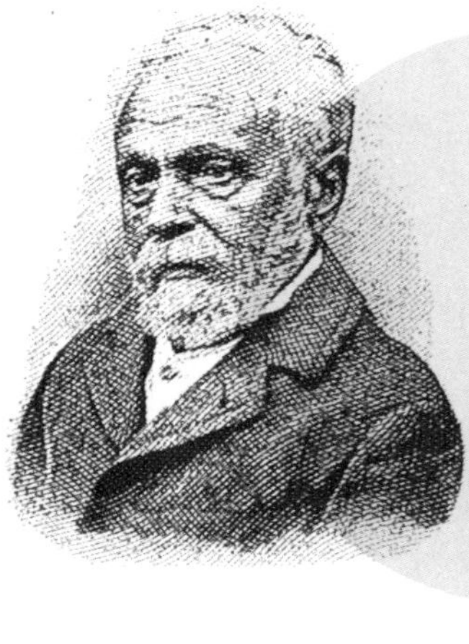

AUGUSTE LIÉBEAULT (1823-1904)

Fundou a Escola de Nancy, que pesquisava a hipnose e seus fenômenos. Um dos alunos foi Sigmund Freud.

HIPPOLYTE BERNHEIM (1840-1919)

Neurologista que começou a explorar em suas obras como a hipnose poderia colaborar em casos de doenças físicas.

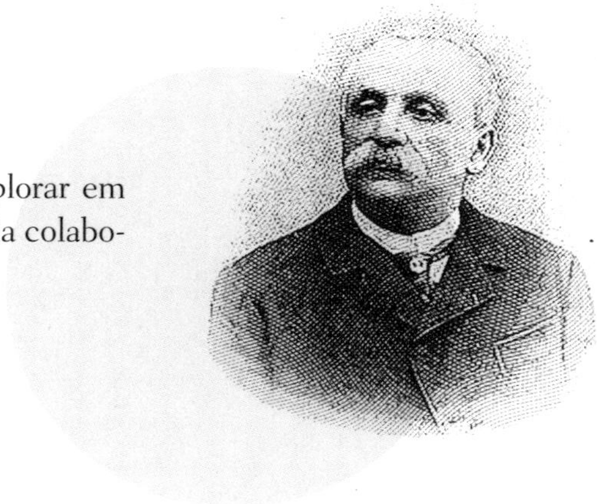

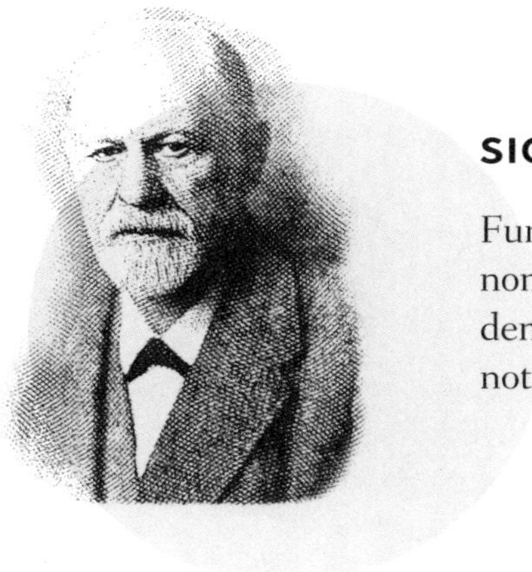

SIGMUND FREUD (1859-1939)

Fundador da psicanálise, foi provavelmente o nome que mais ajudou a popularizar a hipnose dentro da psicologia. Como não conseguia hipnotizar todos pacientes, decidiu abandoná-la.[10]

DAVE ELMAN (1900-1967)

O primeiro a criar um método rápido e duplicável de induzir a hipnose em qualquer pessoa, assim como utilizá-la como terapia.

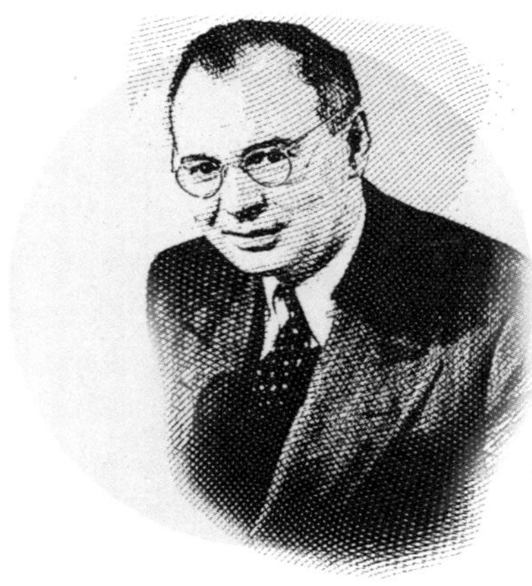

10. FREUD, Sigmund. *Cinco Lições de Psicanálise, Leonardo da Vinci e outros Trabalhos*. Rio de Janeiro: Imago, 1910.

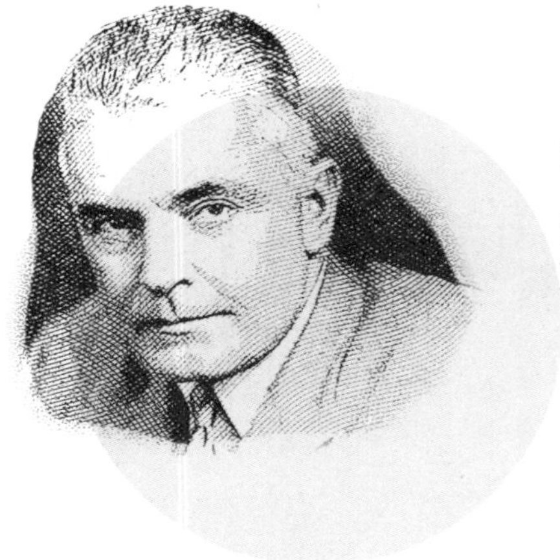

MILTON ERICKSON (1901-1980)

Psiquiatra responsável pela propagação da hipnose como ferramenta terapêutica.

GERALD KEIN (JERRY) (1939-2017)

Fundador da OMNI Hypnosis Training Center, organizou, evoluiu e propagou os métodos de Dave Elman.

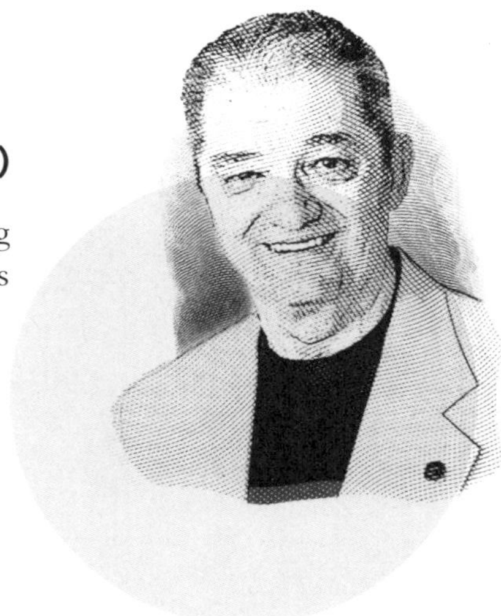

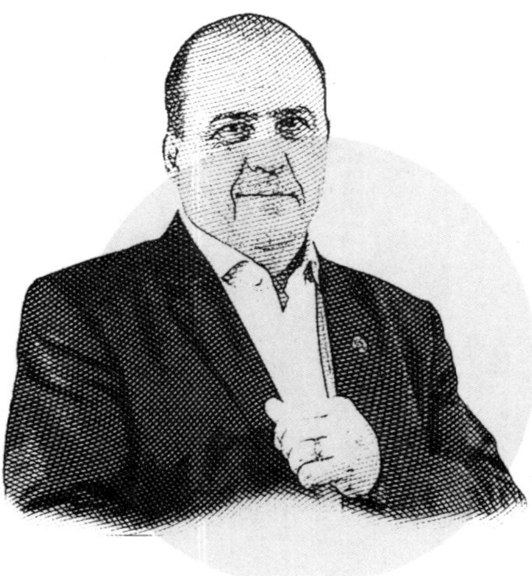

HANSRUEDI WIPF (1965)

Sucessor de Gerald Kein e CEO da OMNI Hypnosis Training Center Internacional. Wipf foi responsável por estruturar os métodos terapêuticos da OMNI e obter a primeira certificação ISO 9001 do mundo em um processo de hipnose. Também é responsável pela expansão global da OMNI.

A VIDA QUE PERDEU O SENTIDO

Carla tem 27 anos e é funcionária pública. Convivia havia cinco anos com a depressão, vivia à base de remédios fortes. Nesse período, pensara em se matar muitas vezes, mas não teve coragem, principalmente por conta da família. Não queria que a mãe sofresse com uma atitude drástica dessas.

Não tinha vontade de sair da cama de manhã, achava que sua vida não fazia mais sentido. É como se tudo tivesse perdido a cor, o tempo se arrastava, faltava disposição até para as atividades mais simples do cotidiano, como escovar os dentes, tomar banho, concluir um relatório no trabalho, ir ao restaurante na hora do almoço para comer.

Tudo o que ela queria é que o tempo passasse rápido, a semana terminasse e ela tivesse dois dias quieta em casa, reclusa em seu mundo, sem obrigação de sair do quarto.

Não sabia mais o que era felicidade. Sempre que alguém perguntava como ela estava, apenas respondia com um sorriso forçado: "Está tudo bem". Não queria nem pensar em ouvir os julgamentos, palpites e conselhos dos outros. Nem mesmo se esses outros fossem pessoas queridas. Era mais fácil esconder os sentimentos.

Além de tudo, ela se sentia culpada. Tinha culpa por trazer no peito tanta tristeza, por não ter esperança. Ela já havia tentado diversas terapias, fazia tratamento com psiquiatra e tomava doses altíssimas de medicamento. Até que veio a hipnoterapia. Era a última cartada antes de decidir se entregar de uma vez à melancolia.

Foi quando ela viu a seguinte cena, guardada em seu subconsciente: um dia, quando ela ainda era um bebê, seus pais brigaram por conta de uma série de problemas financeiros.

No calor do momento, o pai de Carla acusou sua mãe de não ter se cuidado a fim de evitar a gravidez que a trouxe ao mundo, que aquela criança não era para ter vindo naquele momento. E mais: que ela deveria ter abortado quando soube que estava grávida.

Depois, durante o processo, ela se viu aos 20 anos, sendo extremamente ciumenta e muito dependente do ponto de vista emocional de seu namorado. A relação teve fim quando o rapaz perguntou a ela, com raiva, por que ela não o deixava ser feliz, referindo-se ao fato de que ela sempre pedia que ele parasse de jogar videogame, hobby que adorava, para ficar mais tempo ao lado dela.

Era o subconsciente de Carla fazendo a interpretação de que ela não tinha valor e sua vida não fazia sentido, afinal, seus pais não a queriam, sua chegada havia sido fonte de conflitos e não de felicidade.

Essa programação mental ficou clara para ela ao relembrar as palavras do antigo namorado. Ela precisava ficar longe das pessoas para não atrapalhar a felicidade delas. Era exatamente o que ela estava fazendo ao se recolher em seu mundo, entregue à depressão.

Bem, depois de tanta dor e sofrimento, podemos dizer que essa história teve, enfim, um final feliz.

Depois da hipnoterapia, Carla se sentiu revigorada como nunca. Passou a ser uma pessoa leve, livre. Sabia a causa da tristeza de antes, havia entendido a situação e perdoado seus pais. Ela sabia que eles a amavam verdadeiramente, a discussão havia sido apenas fruto de muita preocupação com emoções à flor da pele. Eles eram felizes por a terem como filha, ela não tinha dúvidas disso.

Pela primeira vez nos últimos cinco anos ela podia dizer que estava bem.

Aos poucos, seu psiquiatra começou a reduzir os medicamentos até que ela pudesse parar de vez.

Se você parar para pensar um pouco, certamente vai lembrar que conhece alguém assim, que sofre de depressão. É incrível perceber que as origens desse sentimento podem ser as mais variadas. Estão ligadas à história de cada um de nós, escondidas você sabe onde.

Até aqui você conseguiu ter um bom panorama sobre a origem da hipnoterapia, técnica real, conhecida e praticada há centenas de anos. A partir do próximo capítulo vamos começar a compreender como os princípios e práticas dessa ferramenta podem colaborar para a evolução de sua jornada. Prepare-se e esteja aberto. Ao controlar sua mente, você será capaz de transformar sua vida. Tal como aconteceu comigo, meus alunos e tantos clientes que são os protagonistas das histórias[11] que contei até agora e de tantas outras que você descobrirá ao longo da leitura.

Para entender como a hipnose e a hipnoterapia podem ajudar você a crescer, antes é preciso saber o que temos dentro de nossa cabeça, como funciona nossa mente. Você já parou para pensar nisso? Sabe do que nós estamos falando?

Vamos em frente.

11. Todos os casos contados neste livro são histórias reais. Alguns nomes e detalhes característicos podem ter sido alterados para preservar a privacidade das pessoas.

CAPÍTULO 4

O QUE SOMOS?

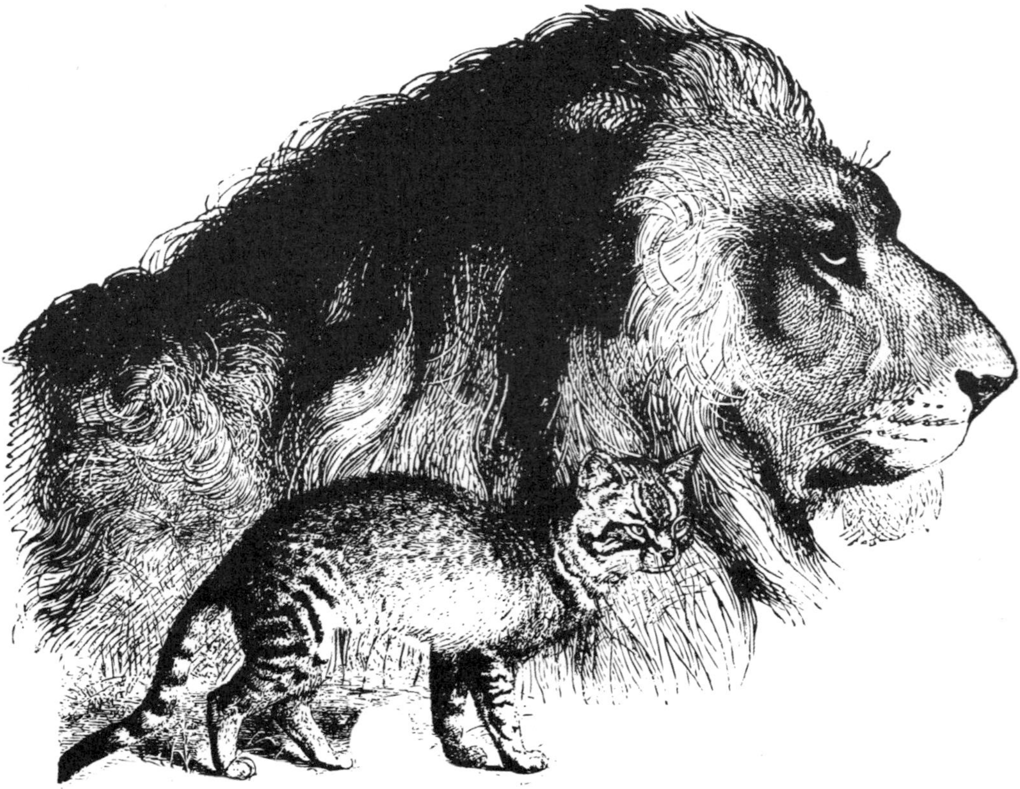

Certa vez, um monge e seu discípulo caminhavam à beira de um rio quando perceberam um pequeno lagarto afogando-se em meio às águas.
Em uma ação rápida, o monge jogou sua mochila no chão e pulou no rio para salvar o lagarto, que era um pouco maior que sua mão. Assim que conseguiu agarrá-lo e o estava tirando da água, o monge foi surpreendido com uma mordida em seu dedo. Por causa da dor, acabou largando o bichinho, que caiu na água de novo.
Poucos segundos depois, após se recuperar do impacto causado pela dor, o monge mais uma vez agarrou o lagarto para tirá-lo das águas. E de novo, levou outra mordida, agora em seu pulso. Mais uma vez, por conta do susto, ele soltou o lagarto no rio novamente.
Em seguida, ele avistou alguns galhos flutuando por perto, agarrou-os e com eles conseguiu resgatar o lagarto. Agora sim, teve sucesso em tirá-lo da água e finalmente salvá-lo.
Depois de toda a cena, seu discípulo lhe perguntou, intrigado:
"Mestre, na primeira vez que você tentou salvar o bicho, ele o atacou. Mordeu a mão que o salvava. É um selvagem, ingrato! Mesmo assim, você insistiu e ele o atacou novamente! Ele não merecia sua compaixão! Eu o deixaria morrer afogado."
Após escutar seu discípulo pacientemente, ainda sentindo a dor das mordidas, o mestre sabiamente respondeu:
"Caro aprendiz, minha tarefa é ajudar. Ele agiu conforme sua natureza e eu, conforme a minha."

O que somos? Como chegamos aqui? Estas parecem perguntas filosóficas, mas talvez nos ajudem a entender por que tem algo errado conosco. Ou será que tudo aquilo que vemos como uma falha seja apenas uma ilusão? Uma projeção distorcida sobre o que pensamos sobre nós mesmos e o que de fato somos?

Já reparou que independentemente dos problemas que estamos vivendo, da nossa felicidade — ou infelicidade — atual, embora não saibamos o melhor meio de "salvar" nossa vida, já estamos resolvendo questões infinitamente mais complexas?

Eu explico. Você se lembra das aulas de biologia na escola? Eu nunca fui bom em biologia, mas, pelo que sei, passamos cinco anos ou mais estudando os processos de nosso corpo: desenvolvimento do sistema esquelético, muscular, funcionamento das células, funções de cada órgão e como eles trabalham, sistema linfático e imunológico, hormônios, o sangue que distribui nutrientes e oxigênio para tudo isso e por aí vai. Muito complexo para mim.

E mesmo depois de anos estudando, aprendendo de forma superficial e isolada cada um desses pontos, nós leigos ainda não entendemos nada (a menos que você seja um médico ou biólogo, e olhe lá).

Mas já parou para refletir que toda essa complexidade acontece em nosso corpo 24 horas por dia, sete dias por semana, de forma harmoniosa e tranquila? Não importa se acordamos de mau humor ou se ficamos revoltados com a vida, nossa máquina não para nunca! Mas por que ela funciona tão bem?

Graças à capacidade de aprendizado dos seres, o que proporciona a evolução das espécies. Na verdade, **somos a máquina de sobrevivência mais desenvolvida do mundo.** E aqui peço licença para seguir com base na teoria de Darwin, que acreditava na evolução biológica por meio da seleção natural, ou melhor, na capacidade de os organismos se adaptarem. São muitos anos de evolução até chegarmos aqui. Quer ter uma ideia?

Vamos fazer uma viagem com a máquina do tempo mais rápida do universo. Ela consegue percorrer toda a vida na Terra, desde sua origem até o surgimento do homem inteligente (pesquisadores estimam que nossa espécie, *Homo sapiens sapiens*, surgiu entre 40 e 90 mil anos atrás[12]), em apenas um ano.

Se a máquina partir no primeiro minuto do dia 1 de janeiro, em que dia você acha que surgimos no planeta? Vamos ver...

---

12. HARARI, Yuval Noah. *Uma breve história da humanidade - Sapiens.* Porto Alegre: L&PM Editores, 2015.

1º DE JANEIRO

Início da vida (3.600 milhões de anos atrás)

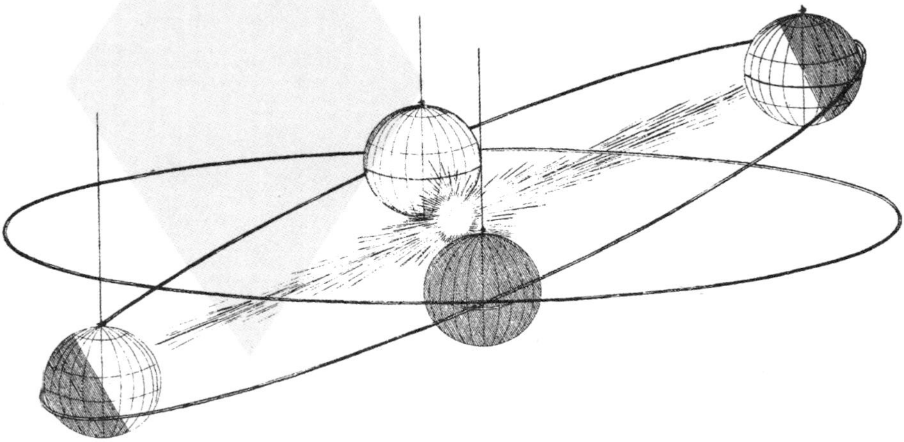

2 DE MARÇO

Organismos unicelulares surgem (3.000 milhões de anos atrás)

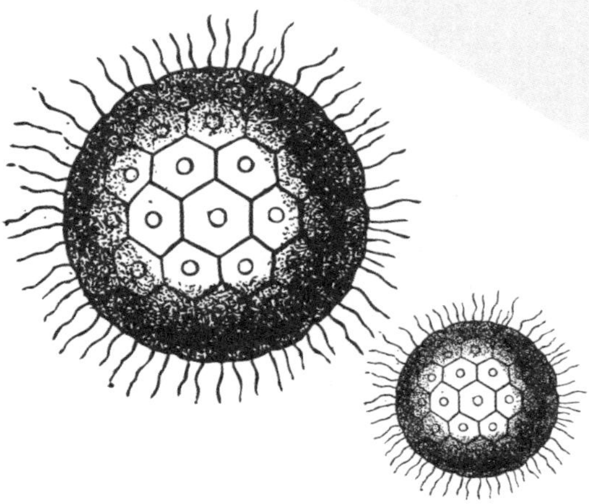

2 DE JUNHO

Primeiras criaturas multicelulares (2.100 milhões de anos atrás)

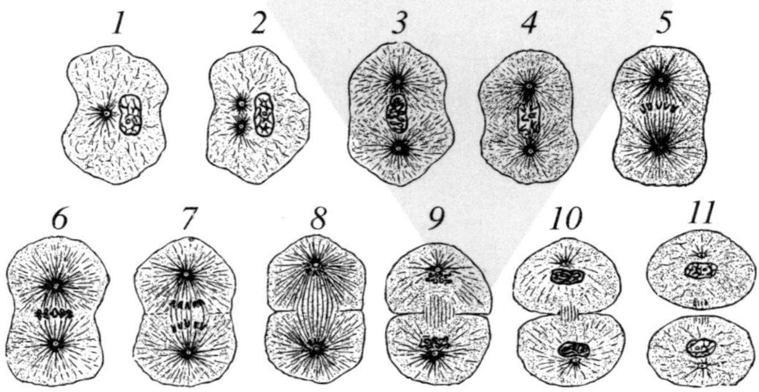

7 DE NOVEMBRO

Primeira vida complexa aparece nos oceanos (540 milhões de anos atrás)

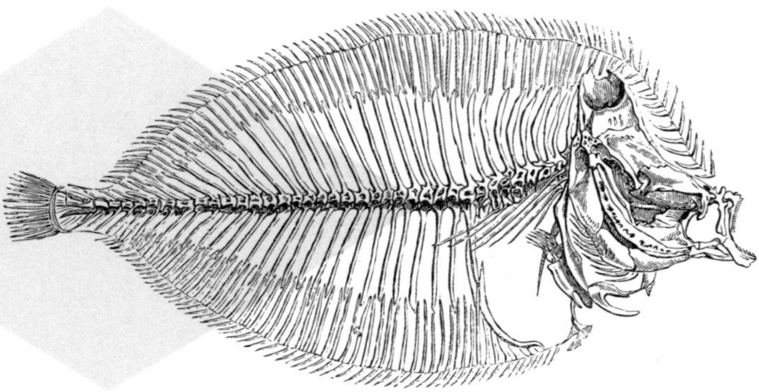

16 DE NOVEMBRO

Primeiras criaturas em terra seca
(450 milhões de anos atrás)

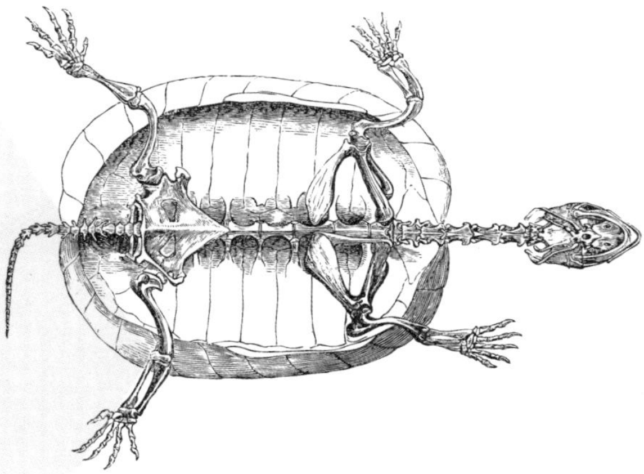

7 DE DEZEMBRO

Início da era dos dinossauros
(240 milhões de anos atrás)

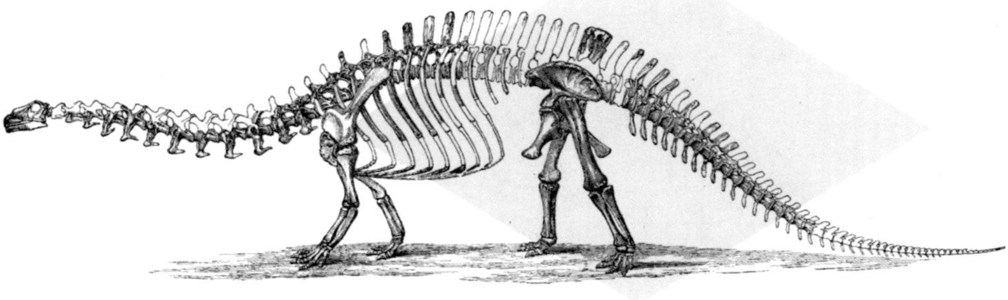

25 DE DEZEMBRO

Extinção dos dinossauros (60 milhões de anos atrás)

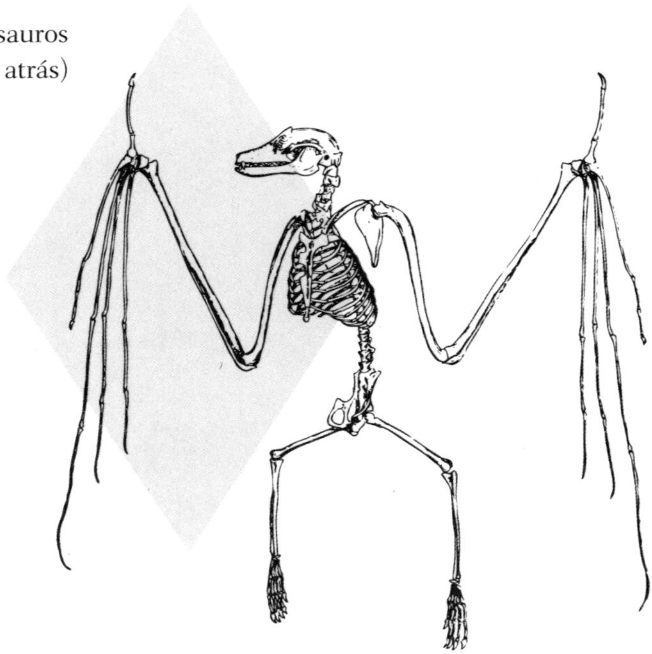

31 DE DEZEMBRO, ÀS 9h24

a primeira criatura parecida com um macaco aparece (6 milhões de anos atrás)

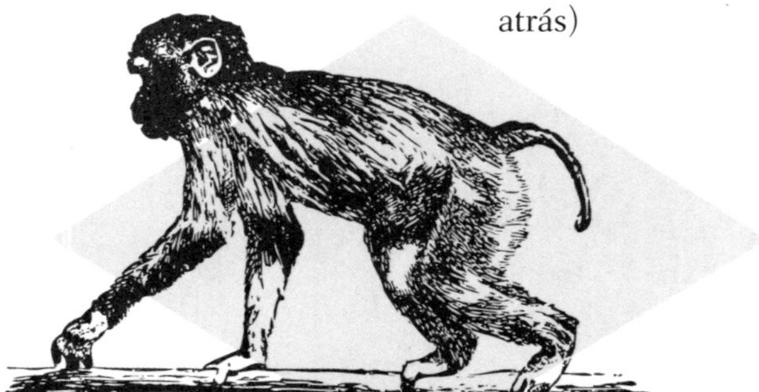

31 DE DEZEMBRO, ÀS 22h23

Surge o homem primitivo
(250 mil anos atrás)

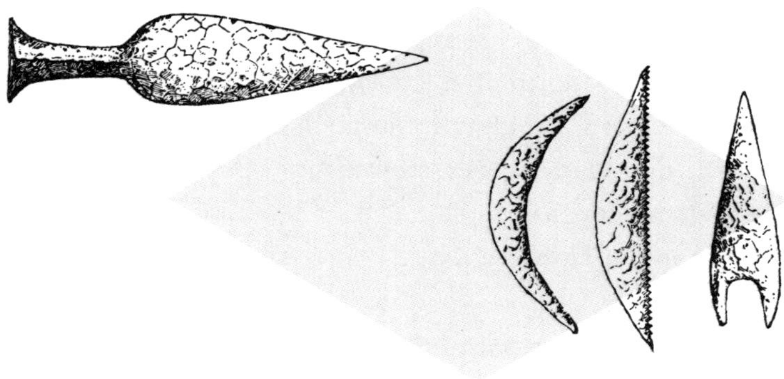

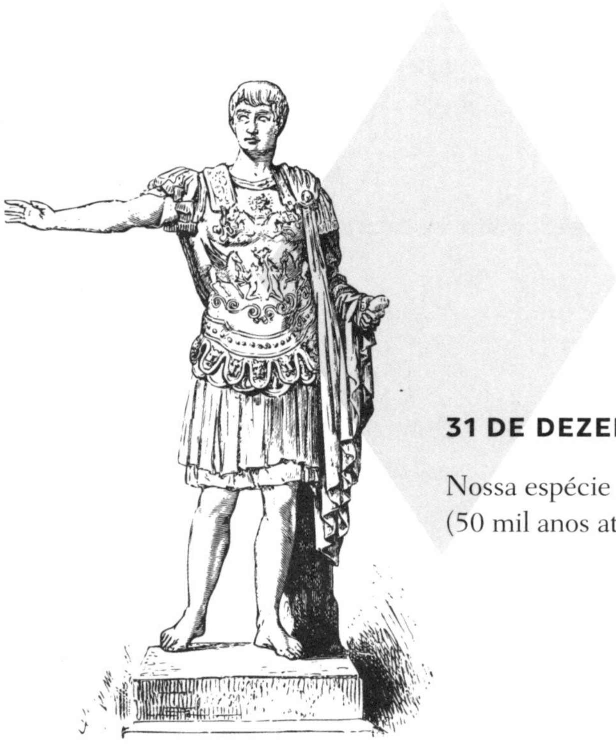

31 DE DEZEMBRO, ÀS 22h52

Nossa espécie pensante
(50 mil anos atrás)

Incrível, não é mesmo?

Nós somos feitos a partir de diversos organismos e processos que já acontecem e se desenvolvem há muito tempo. E tudo isso sem precisarmos nos preocupar ou quebrar a cabeça para achar a melhor maneira de fazer tudo estar em atividade. A natureza funciona por si só.

Gosto de mencionar esse exemplo em treinamentos, pois é uma forma de entender como chegamos até aqui e como funcionamos. Para nós, a natureza é perfeita. Quem complica as coisas são os seres humanos, a partir de programações mentais nem sempre voltadas para a saúde, a felicidade ou o sucesso.

Segundo Stephen Hawking:

> *Bilhões de anos atrás, uma molécula com uma capacidade notável começou a fazer cópias de si mesma, a partir das matérias-primas do planeta. A reação em cadeia havia começado e a evolução assumiu. Somos máquinas biológicas complexas, capazes não apenas de se replicar e pensar sobre a reação em cadeia de vida, mas também de descobrir como chegamos até aqui.*[13]

MENTE INCONSCIENTE

Todo esse aprendizado de bilhões de anos está situado na mente inconsciente. É a parte que controla nossas funções primordiais e mais básicas da natureza, como sobrevivência e reprodução; é a única parte de nossa mente que já vem "programada de fábrica".

Podemos dividir nosso cerébro em três partes:

---

13. *Ciência de tudo com Stephen Hawking*. NatGeo, 2016.

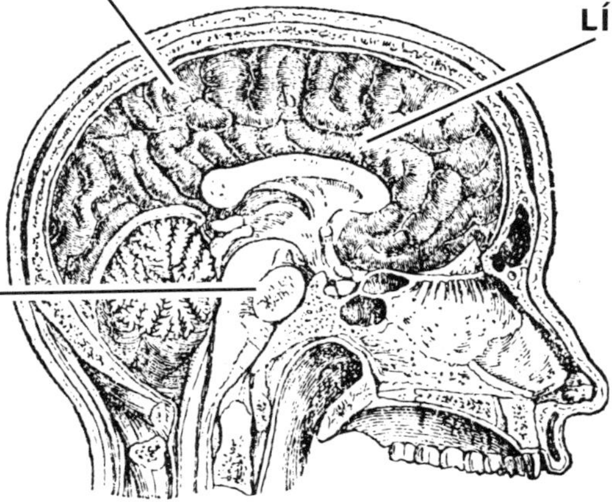

A mente inconsciente está relacionada com o cérebro reptiliano, a primeira estrutura cerebral da evolução, que surgiu nos répteis — daí o nome. E por ser a mais primitiva, também é a que tem prioridade sobre todas as outras. Quando nos sentimos em perigo, imediatamente nosso corpo se prepara para lutar ou fugir, o que importa é a sobrevivência. Imagine que, ao abrir a porta de casa, você desse de cara com um tigre feroz. Como acha que se sentiria? Seu instinto iria nas alturas, liberando adrenalina, acionando a reação de fugir imediatamente, é claro.

Em nossa mente inconsciente estão as programações para controlar cada uma das funções corporais automáticas, os batimentos cardíacos, a respiração, o sistema imunológico, a digestão, a pressão arterial, a produção de hormônios e assim por diante.

Não é possível através de nossa vontade, da hipnoterapia ou de qualquer outra intervenção não invasiva agirmos diretamente nas funções da mente inconsciente. Nosso sistema de sobrevivência está sempre ligado para a segurança.

Porém, felizmente, há formas indiretas de influenciarmos positivamente essa parte de nossa mente, para o caso de necessitarmos de uma recuperação acelerada ou mesmo quando ela está respondendo de forma irregular, como veremos a seguir.

A HIPNOTERAPIA PODE SALVAR UMA VIDA?

Gerald Kein, quando presenciou uma das aulas de médicos que Dave Elman ministrava, teve a oportunidade de registrar em áudio Elman contando como um de seus alunos chegou até ele um dia, empolgado, dizendo que acreditava ter salvado uma vida com a hipnose. Todos os médicos da sala começaram a rir.

Elman diz em seguida: "É a primeira vez que ouço alguém fazer uma afirmação como essa. Sou muito sério em relação à hipnose, não permitiria a mim nem a ninguém exagerar sobre o assunto, não admito isso".

Mas o médico insistiu para contar a história. Foi o caso de um de seus pacientes.

Um paciente cardíaco de 76 anos precisava fazer uma cirurgia na próstata, porém, a anestesia seria um processo arriscado. Então, o médico foi fazer uma visita ao paciente na noite anterior ao procedimento para saber como ele estava e prepará-lo para a cirurgia e sua recuperação.

Contudo, enquanto o médico o motivava, dizendo que ficaria tudo bem, o paciente falou: "Sabe, doutor, já tenho 76 anos, já vivi por muito tempo. Sou um paciente cardíaco. Bem, amanhã eu vou morrer na mesa de cirurgia".

De imediato, o médico com muita energia replicou algo como: "Você pode até ter cirurgia marcada, mas não tem um cirurgião para executá-la. Estou cancelando agora sua cirurgia. Nunca operei ninguém que tivesse vontade de morrer na mesa. Nunca tive um paciente que morreu durante minha cirurgia e você não será o primeiro. Mas já que desmarcamos a cirurgia, vou lhe mostrar o que perdeu".

Então, o médico, através da hipnose, criou uma anestesia geral em todo o corpo do paciente. Depois lhe pediu que abrisse os olhos e testasse, beliscando a si mesmo, para realmente ver como não sentia dor alguma e que estava tudo bem.

Nesse momento, o paciente, já com semblante muito aliviado e feliz, falou que estava pronto para a cirurgia do dia seguinte, e que tinha certeza de que ficaria muito bem.

E assim aconteceu. O médico relata que, após a cirurgia, o paciente teve uma melhora extraordinária, e por isso acredita que salvou a vida dele por ter tirado de sua mente a expectativa de que morreria na mesa de operação.

Na turma de Elman, alguns não concordaram que isso tenha feito diferença, e outros concordaram que isso realmente salvou a vida do homem. Porém, o que era consenso, já em 1960, entre os médicos que estudavam a hipnoterapia com Elman, é que o estado emocional e a vontade de morrer influenciavam na recuperação dos pacientes.

E a cada dia que passa, a ciência entende um pouco mais sobre como funciona a relação entre mente e corpo. Por exemplo, segundo uma pesquisa do Instituto de Psiquiatria do King's College de Londres, pessoas estressadas podem demorar até 40% a mais de tempo para cicatrizar um ferimento.[14] Isso estaria relacionado ao desequilíbrio que o estresse provoca no organismo.

E quem nunca ouviu falar de casos de recuperação ou mesmo curas aparentemente milagrosas, após o paciente mudar a atitude mental? Com uma rápida busca na internet, é possível encontrar diversos casos no mínimo intrigantes.

Doutor Carlos Ribeiro, médico neurocirurgião e instrutor de Hipnoterapia na OMNI Brasil, costuma dizer que somente 3% de seus pacientes necessitam de alguma intervenção cirúrgica para melhorar. Os outros 97% estão sofrendo por conta de algum mal funcionamento do organismo que não é natural, portanto há algum elemento ocasionando isso. E se não é físico, então está na mente.

Depois de vinte anos de estudos da medicina tradicional e do funcionamento do cérebro, foi após conhecer a hipnoterapia que o doutor disse ter conseguido entender melhor a conexão entre a mente inconsciente e o restante das influências.

---

14. GOUINA, Jean-Philippe; KIECOLT-GLASERA, Janice K. The Impact of Psychological Stress on Wound Healing: Methods and Mechanisms. Disponível em: <www.ncbi.nlm.nih.gov/pmc/articles/PMC3052954>. Acesso em: abr. 2018.

Você já entendeu que nossa mente e nosso corpo têm todas as programações necessárias — provenientes de milhares de anos de evolução — para sobreviver e se reproduzir. E essas informações incluem a de como se autocurar. E como citamos anteriormente, fatores externos como o estresse podem impedir o funcionamento total do processo natural de regeneração.

Em minha experiência, essa lógica se encaixa em muitas doenças. Por que alguém que nasceu saudável desenvolve uma doença crônica ou autoimune? Nesse contexto, não faz sentido que nossos anticorpos destruam nossas células. Há alguma interferência que impede o funcionamento desse sistema, que não deixa o corpo se regenerar.

O PROBLEMA É DOS GENES

O culpado da vez, quando o assunto é doenças desse tipo, é o DNA. Porém não acredito que o DNA represente o ultimato do destino. E a ciência cada vez mais segue para esse lado, mostrando que o ambiente pode influenciar traços genéticos e doenças.

Um estudo de 2015, publicado na *Nature Genetics*,[15] analisou praticamente todas as pesquisas realizadas com gêmeos nas últimas seis décadas e descobriu que 51% da variação média dos traços humanos e doenças se dão por fatores ambientais, e apenas 49% se devem à genética.

O fator ambiental, por outro lado, afeta diretamente as emoções e o bem-estar. Por isso, a hipnoterapia, que atua diretamente no âmago emocional, tem um potencial incrível para ajudar qualquer pessoa em qualquer situação.

Não só acredito nisso, como é o que vejo no dia a dia. Se quiser ficar mais impressionado, leia o caso a seguir.

---

15. The University of Queensland. Nature v nurture: research shows it's both. Disponível em: <www.uq.edu.au/news/article/2015/05/nature-v-nurture-research-shows-its-both>. Acesso em: abr. 2018.

ADEUS, DIABETES

Tudo começou aos 7 anos. Samuel e seus três irmãos estavam em casa. Os pais haviam saído. Todos brincavam de fazer testes de ciências com produtos de higiene no banheiro. Até que Samuel desistiu e saiu do cômodo, com medo de ser punido quando o pai voltasse. Foi quando os irmãos lhe fizeram um pedido: que ficasse vigilante na escada, para avisá-los se os pais voltassem. Ao se aproximar do posto, ele dá de cara com o pai. Na hora, se sente congelar, e depois vê os irmãos apanhando. Toma para si a responsabilidade e se sente culpado, pensando que aquelas crianças foram agredidas por uma falha sua.

Na próxima cena, Samuel tem 10 anos, e vê uma movimentação estranha na despensa: seu pai descobriu que alguém havia comido um chocolate que estava guardado. Sem saber quem havia sido o guloso, mas disposto a punir os três filhos, o homem reuniu vinte barras do doce e obrigou que as crianças comessem tudo de uma vez. Foi um desespero, com todos muito enjoados depois da punição.

Aos 12 anos, nosso protagonista já tinha adquirido bastante peso e se viu na praia, sendo chamado de gordinho pelos amigos. Ficou com muita raiva, sentindo-se excluído.

Agora Samuel tem 20 anos. E está num almoço de domingo em família quando o pai o repreende: "Você come demais! É um guloso! Vai ficar gordo e doente!".

Arrasado com a bronca, ele sente muita raiva.

A gota d'água veio anos depois: com o irmão muito doente, mas sem diagnóstico, toda a família fugiu na hora em que ele realmente saberia do que se tratava. Apenas Samuel esteve ao lado, segurando a mão do enfermo. Era diabetes.

O resultado é que ele também teve diabetes depois. E só se libertou da doença e de seus traumas de infância quando, por sugestão de um amigo, decidiu dar uma chance à hipnoterapia.

Para se ter uma ideia, em suas medições, seu nível de glicose ficava sempre acima de 150 mg/dL, chegando a 300 mg/dL algumas vezes.

Foi em sua sessão, aliás, que as cenas mencionadas lhe foram apresentadas por sua mente subconsciente, a partir das coordenadas dadas pelo hipnoterapeuta, é que ele teve a chance de dar um novo significado a tantas situações de medo e dor. Um processo bem-sucedido graças à disposição de seguir a vida com mais leveza, ao coração aberto para extravasar o que estava guardado primeiro, e depois perdoar o pai pela agressividade e pela rigidez com que educou os herdeiros.

Quer saber o final desta história? Depois de dar um tempo para seu corpo, Samuel fez exames para checar as taxas de glicose e viu que estava com 97 mg/dL, índice considerado normal, e assim continuou.

Além de saudável, Samuel agora é um homem livre. Sem açúcar nem culpa em excesso no sangue. Sem entraves que o impeçam de ser feliz.

Situações assim acontecem sempre? É claro que não. Nada é 100%, pois cada ser humano é único. Podemos comprovar que foi a hipnoterapia? Não ainda. Mas a OMNI, em conjunto com a Universidade de Zurique e o Instituto de Tecnologia Suíço, está realizando diversas pesquisas científicas para mostrar que o potencial da forma que fazemos hipnoterapia vai muito além de controlar dores de pacientes — este é o tema da maior parte das pesquisas acadêmicas atualmente.

Então, alguns poderiam dizer que é coincidência? Talvez. Mas apostar numa coincidência que não tem contraindicação e pode transformar uma vida parece ser uma boa jogada, não?

Porém, acho sensato termos a mente aberta. Imagine só, há uma festa rolando desde o dia 1º de janeiro de determinado ano, e nós chegamos nas últimas horas do dia 31 de dezembro do mesmo ano, e queremos acreditar que sabemos tudo o que é ou não é possível nessa festa.

É exatamente assim que muitas vezes lidamos com nosso organismo. Por que alguém que nasceu 100% saudável em determinado momento da vida adquiriu diabetes — ou qualquer outro mal? O que causou isso? Como diz o doutor Carlos, a medicina ainda não se preocupa com as causas. Por isso, acreditamos que a hipnoterapia pode revolucionar a área da saúde.

E tenho certeza, caro leitor, que, se você continuar comigo nesta jornada dos mistérios da mente, as coincidências diminuirão e começarão a se transformar em esperança.

Então, agora que você já entendeu que a mente inconsciente só não funciona perfeitamente se algo a estiver impedindo, vamos ver o que a impede de trabalhar.

CAPÍTULO 5

QUEM PENSA QUE ESTÁ NO CONTROLE

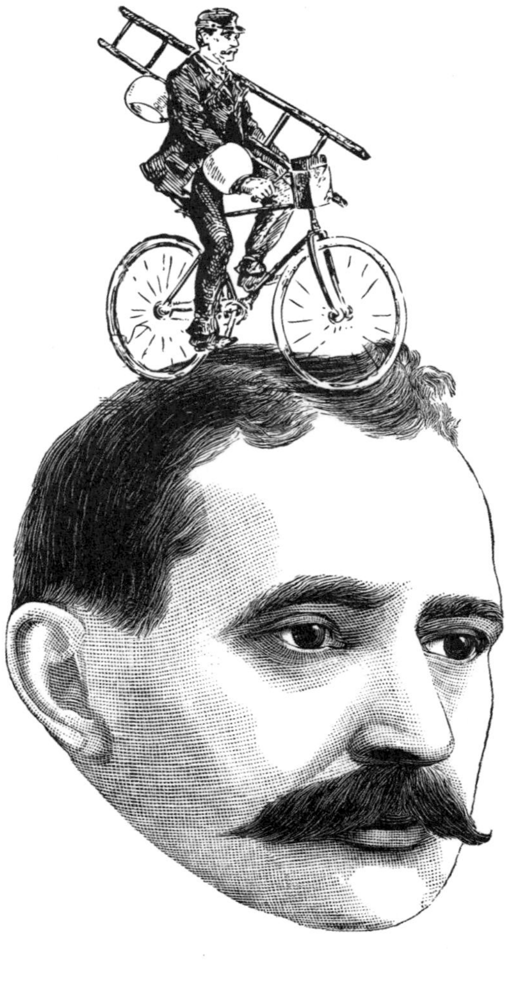

Quero lhe apresentar um personagem originário do folclore da Turquia, o mulá, que em árabe significa "mestre", Nasrudin, popularmente conhecido por milhares de histórias que combinam humor e sabedoria. Leia o conto a seguir atentamente para falarmos sobre o controle que pensamos ter:

Em uma manhã, o mulá Nasrudin, caminhando para sua casa, se pergunta em determinado ponto do trajeto:
"Por que não tomar um atalho através daquela formosa floresta que beira esta estrada tão poeirenta?"
Seguindo pela trilha no meio da mata, exclamou:
"Mais um dia se passou, um entre os outros dias, um dia de atividades produtivas e realizadas! Agora é só chegar em casa e descansar."
Um pouco mais adiante, em um trecho de mata fechada, o chão de repente sumiu debaixo de seus pés. Quando se deu conta, viu que estava no fundo de um fosso. Observou a situação e percebeu que não havia como sair dali sem ajuda. Mas quem passaria por ali e quando?
Entretanto, refletindo melhor, ele disse:
"Ainda bem que tomei esse atalho. Se isso aconteceu no meio de tamanha beleza, imagine que catástrofe poderia ter me acontecido se eu tivesse seguido por aquela estrada esburacada, perigosa e trafegada por cavalos e carroças?"

ATIVIDADES DA MENTE CONSCIENTE

A mente consciente é a que você está usando agora, no exato momento em que lê este livro. É onde passamos a maior parte das horas quando estamos acordados. Ela é extremamente lógica, analítica e racional. É responsável por suas funções cognitivas, relacionadas com uma parte do seu cérebro chamado neocórtex.

Uma das funções mais curiosas dessa parte da mente é nos fazer acreditar que estamos sempre certos, como aconteceu com Nasrudin na história.

Mas antes de explicar o que aconteceu com Nasrudin, vamos nos aprofundar nas funções da mente consciente.

Memória funcional

Também chamada de memória a curto prazo, é responsável por armazenar tudo o que é preciso para nos ajudar ao longo do dia. Um exemplo para ficar mais fácil de entender: na memória a curto prazo a gente arquiva desde o que uma pessoa acabou de nos dizer até o caminho para chegar ao trabalho ou o número do telefone de casa.

Ela é chamada de funcional porque precisamos dela para processar e entender as informações, além de executar tarefas no dia a dia.

Leia a frase a seguir:

... ela é inocente...

O que você entendeu disso? Provavelmente nada.Quem é inocente? Inocente sobre o que? No mínimo, ficou confuso, não é verdade?

É claro, essa frase, colocada de maneira aleatória e fora de contexto, não nos diz nada. Isso aconteceria em todos os momentos de sua vida se você não tivesse a memória funcional para lembrar as frases anteriores do que está lendo. Agora, leia o parágrafo seguinte:

Nossa mente subconsciente é poderosa e só quer nos proteger. Porém ela é inocente e muitas vezes nos protege de maneiras que preferiríamos que não o fizesse.

Agora ficou claro o sentido da frase? Eu a escrevi no capítulo 2. Há tempo demais para que sua memória funcional pudesse guardá-la.

Você só entende o que está lendo — ou o que alguém está falando — porque sua mente está com as ideias "frescas" do que você leu ou ouviu há alguns segundos atrás, e buscando o sentido de como a informação atual se encaixa nelas.

Mas como ela busca o sentido?

A mente consciente analisa tudo o tempo todo, mesmo que você não perceba

Esta é mais uma função da mente consciente, que podemos chamar de "parte analítica". Essa parte é seu próprio pensamento. Estamos a todo momento utilizando a parte analítica, seja com um pensamento consciente — refletindo sobre um problema, por exemplo —, seja com um pensamento automático — buscando se o que lê faz sentido ou não, por exemplo.

Essa parte está sempre comparando possibilidades e fazendo escolhas. A maioria dessas escolhas são automáticas, e você nem se dá conta que as fez.

Por exemplo, você escolheu, segundos atrás, ler a próxima linha, que é esta. Você não precisou parar e pensar: "Acabei este parágrafo. Leio o próximo ou não?". Isso é feito de modo automático por essa função analítica da mente consciente.

Por outro lado, você sempre pode parar, analisar e pensar antes de agir: "O que farei daqui a pouco?". Ou talvez: "Para qual amigo vou contar como a mente é interessante?".

Mas, como falei no título deste capítulo, a mente consciente só "pensa" que controla. Por acaso você conhece alguém que já decidiu fazer uma dieta e que jurou de pé junto que só pararia quando alcançasse o corpo ideal, mas que em menos de uma semana desistiu de seguir com seu grande plano?

Quando eu explicar a próxima função da mente consciente, você vai entender por que essa pessoa desanimou tão rápido.

Força de vontade

A mente consciente tem um mecanismo para deixar você motivado e empolgado quando quer realizar algum feito. É a famosa força de vontade.

E ela é muito útil em diversas situações, como virar a noite trabalhando naquele projeto que você precisa entregar amanhã, ou ficar até o final de uma apresentação que você considera enfadonha, mas cujo conteúdo é importante.

Porém, o que pouca gente sabe é que a força de vontade é limitada. Ela é como uma pilha que se recarrega sozinha, mas de forma lenta. Você pode usá-la, mas quando terminar sua energia, é preciso esperar as baterias se recarregarem.

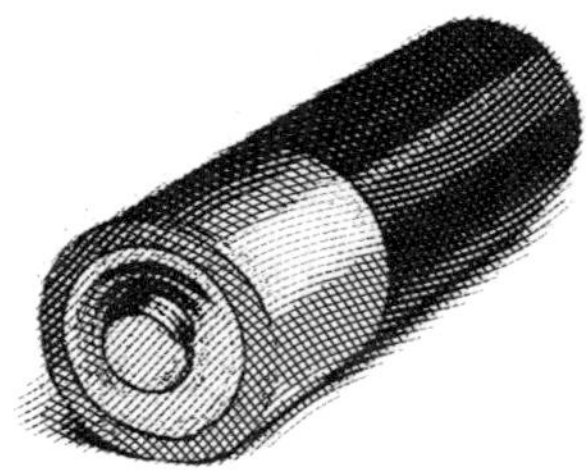

Exatamente como acontece quando fazemos regime: a força de vontade é total nos primeiros dias, mas vai chegar a hora em que o desejo de colocar um chocolate na boca falará mais alto.

Para deixar bem clara essa ideia da limitação da força de vontade, vou resumir um experimento feito 1998, pelos os psicólogos Roy Baumeister e Dianne Tice, ambos pesquisadores na Case Western Reserve University.[16]

---

16. BAUMEISTER, RF; BRATSLAVSKY, E; MURAVEN, M; TICE, DM (1998) Ego depletion: Is the active self a limited resource? Journal of Personality and Social Psychology, 74 5: 1252-1265.

Foram colocadas duas bandejas diante de 67 estudantes em jejum, divididos em dois grupos, no mesmo espaço. Uma bandeja com biscoitos de chocolate que tinham acabado de sair do forno, e outra com rabanetes.

Para um grupo foi dada a instrução de que só poderia comer os biscoitos; para o outro, os rabanetes. A fim de aumentar a tentação, os pesquisadores deixaram os alunos sozinhos com os biscoitos e os rabanetes, e os observaram através de uma janela oculta. Os que tinham permissão para comer os rabanetes claramente lutaram contra a tentação de pegar os biscoitos de chocolate.

Em seguida, os estudantes foram encaminhados para outra sala, que, na verdade, guardava a parte mais importante da experiência: agora, os grupos deveriam montar um quebra-cabeça. Eles achavam que era um teste de inteligência, mas o que eles não sabiam é que o jogo não tinha solução.

O objetivo era testar por quanto tempo eles tentariam resolver o brinquedo antes de desistir.

Resultado: a turma dos comedores de chocolate ficou, em média, dezenove minutos tentando montar o jogo, enquanto aqueles que comeram os rabanetes desistiram em apenas oito minutos de tarefa.

Ou seja, a força de vontade do primeiro time estava lá em cima e persistiu mais que o dobro do tempo observado no outro grupo, que precisou usar a força de vontade para controlar a tentação diante dos biscoitos e comer os rabanetes.

É assim que essa parte da mente funciona. Cada vez que você resiste a uma vontade, você está "gastando" sua vontade, e aquela determinação de realizar algo vai embora junto. Até que chega o momento em que você simplesmente parece parar de se importar com aquilo e começa a deixar para lá.

Não por acaso, as dietas mais eficientes são aquelas que restringem menos os alimentos, que nos permitem comer de tudo um pouco. Em outras palavras, que não colocam à prova nossa força de vontade e nos deixam comer o tão desejado chocolate aqui e ali.

Aliás, você gosta de chocolate? Por que você gosta ou não gosta?

Independentemente da resposta para a segunda pergunta, eu não acredito em você. Vou explicar por quê.

Razões equivocadas

Função racional, esta é a próxima parte que vamos explorar. Sempre que você dá uma razão, um motivo ou uma justificativa, você está usando a função racional da mente consciente.

A grande questão é que, na maioria das vezes, essa razão não condiz com a verdade. O motivo real está bem oculto em nossas programações do subconsciente, e a mente consciente busca alguma informação que ela já ouviu e faça sentido, e a usa de justificativa.

Por exemplo, pense em alguém conhecido que você ache que tem uma aparência atraente. Por que você acha essa pessoa bonita? Quais justificativas sua mente está dando?

Você poderia dizer que são os olhos, o cabelo, o sorriso ou até a forma do rosto. Isso é algo que qualquer pessoa falaria, e faz muito sentido, por isso são as razões que sua mente escolhe.

Porém, segundo uma pesquisa publicada no Personality and Social Psychology Bulletin,[17] temos uma tendência de gostar mais de pessoas que são parecidas conosco. O motivo é que achamos que os indivíduos que têm a aparência mais próxima com a nossa também podem ter outras características em comum, segundo Chris Fraley, psicólogo e coautor do estudo.

E esse padrão pode se repetir em qualquer situação. Por exemplo, alguém que diz que não consegue subir na carreira porque o chefe não dá oportunidade. Seria isso ou o subconsciente dele não quer crescer talvez pelo medo da responsabilidade?

Ou aquela mulher de baixa autoestima que diz não conseguir se cuidar melhor, porque o trabalho toma todo seu tempo. Seria isso ou o subconsciente dela tem medo de chamar a atenção porque não se valoriza?

Como você observou na história no início do capítulo, Nasrudin tinha certeza que o caminho tradicional era inadequado, e mesmo que os fatos mostrassem seu erro, a parte racional encontrou uma justificava para ainda assim parecer que ele tomou a melhor decisão, por mais absurda que soe para quem vê de fora.

---

17. FRALEY, Chris; MARKS, Michael J. Westermarck, Freud, and the Incest Taboo: Does Familial Resemblance Activate Sexual Attraction? Disponível em: <http://journals.sagepub.com/doi/pdf/10.1177/0146167210377180>. Acesso em: abr. 2018.

Veja só como podemos ser enganados pela nossa mente consciente:

RENATA NÃO QUERIA IR À PRAIA

Magra e jovem, aos 32 anos, a arquiteta Renata não conseguia ir à praia. Um desperdício, até porque ela morava numa cidade banhada por um lindo litoral e via nesse tipo de lazer uma possível fonte de alegria e descanso. Afinal, era assim que tantas pessoas conseguiam relaxar e se esquecer dos problemas da vida. Ela queria isso também. Em tese, que fique bem claro. Porque a possibilidade de vestir um biquíni e se expor ao sol ou a um banho de mar a assustava. Mesmo que estivesse rodeada de amigos ou familiares. Ela simplesmente não se sentia confortável, mesmo querendo gostar desse tipo de lazer.

Outra situação difícil era falar em público. Sem dúvida uma trava e tanto para alguém que trabalha com projetos, que precisa ter contato diário com outras pessoas. Ela tinha pavor só de pensar na hipótese de ter de falar para um grupo de pessoas, mesmo sabendo que fazer palestras e compartilhar com o público tudo o que aprendeu na profissão seria um excelente recurso para crescer na área. Era mesmo uma pena, outro desperdício, só que dessa vez de talento e conhecimento. Mas não tinha condições de mudar de atitude.

Observando de maneira superficial esse relato, você poderia pensar — e era o que a mente racional de Renata lhe dizia — que tudo isso não passava de excesso de timidez, uma bobagem.

É fácil julgar sob a ótica das aparências, olhando apenas para o plano da mente consciente. Olhar para dentro de nós mesmos requer disposição e coragem. É no subconsciente que os mistérios são revelados. Foi isso o que Renata fez. Ela resolveu passar pelo processo da hipnoterapia e, quando acessou o subconsciente, se viu ainda na barriga da mãe, ouvindo o pai dizer que aquele bebê era "um menino" e que ia "jogar futebol" quando crescesse.

Angustiada por ser menina e assim contrariar o desejo do pai, ela desenvolveu medo de aparecer, de se expor e revelar ser uma mulher. Uma aflição que transferiu para as situações de praia e as apresentações em público, fontes de tanto sofrimento desde que ela se entendeu por gente.

A mente consciente sempre escolhe o caminho mais fácil. Renata poderia passar a vida inteira privando-se de oportunidades, tendo o verdadeiro motivo para tal mascarado sob a ideia de timidez, vergonha, falta de habilidade. Porém, felizmente, ela encontrou a solução de seu problema descobrindo a raiz de sua infelicidade.

Fator crítico

Outra peça que mora na mente consciente é o fator crítico. Do que se trata? De uma espécie de funcionário infiltrado em nome da mente subconsciente. Esse funcionário seria como um porteiro que filtra todas as mensagens que chegam. Ele as recebe e analisa para saber se estão de acordo com todas as programações do subconsciente ou não.

Se estiverem de acordo, ele deixa passar, reforçando o que já estava no subconsciente. Se não estiverem de acordo, ele rejeita.

Vamos a um exemplo: imagine uma mulher que tem programado em seu subconsciente que ela não tem valor. E, depois de perder o emprego, começa a ficar muito deprimida e sente que nunca vai conseguir um trabalho decente. Então, seu melhor amigo fala: "Você é especial! Você precisa se levantar e ir à luta! Você pode tudo!".

Depois de ouvir isso, seu fator crítico irá analisar e observar que essa informação é contrária ao que está no subconsciente. Então, ele rejeitaria a sugestão. Porém, é uma sugestão boa para ela, ela quer isso. Desse modo, a sugestão ficaria na força de vontade, que é limitada, de forma que são grandes as chances de essa mulher voltar a ficar desanimada.

POIS É, NÃO SOMOS SERES TÃO RACIONAIS QUANTO GOSTARÍAMOS

Normalmente, as pessoas sentem orgulho de dizer quão racionais e analíticas são para tomar decisões, fazer escolhas etc. Mas, como já vimos, a verdade é que praticamente tudo o que fazemos está ligado ao subconsciente. É por isso que caímos tantas vezes nas mesmas armadilhas.

Uma situação muito comum é quando analisamos relacionamentos, quantas e quantas vezes caímos nos mesmos erros? Por mais que conscientemente você tome certas decisões, quando percebe, se vê preso às mesmas situações. É o que acontecia com Adriana.

O DESAFIO DE ENCONTRAR UM GRANDE AMOR

Adriana tem 29 anos e já foi ao casamento de muitas amigas. A cada cerimônia, ela sente o coração se apertar um pouco mais. Mesmo sabendo que a felicidade não está necessariamente na troca de alianças e que é possível ser feliz sozinha, ela quer dividir a vida com alguém. Sonha com isso.

O fato é que Adriana não consegue encontrar um homem "que preste". Sempre que começa a se envolver, descobre que o parceiro não está tão interessado assim ou, pior ainda, que tem outra. Está cansada de ser traída, aliás. Por isso, não se acha atraente nem sedutora o suficiente para conseguir estabelecer um relacionamento sério. Morre de medo de ficar sozinha.

Um dia, decidiu recorrer à hipnoterapia para tratar dessas questões. Por que não? Outros métodos de terapia não haviam funcionado no passado, ela queria tentar.

Durante o processo, se viu ainda com 4 anos, diante de uma cena de briga entre os pais, com a mãe chamando o marido de "imprestável". O casal se separou, e Adriana seguiu morando com a mãe.

Mais adiante, ao começar um novo relacionamento, a mãe foi traída, e Adriana se lembrou perfeitamente de vê-la no colo de uma irmã chorando e afirmando que — adivinhem — "homem nenhum presta", concluindo ser melhor viver sozinha.

Aquela revelação caiu como um raio. Com o apoio da hipnoterapia, ela aprendeu a separar aquela dor, que não era sua, da própria história.

Antes de saber por que agia dessa forma, afastando relacionamentos duradouros com homens que realmente quisessem compromisso com ela, Adriana agia de modo a cumprir sua antiga programação mental. Se um homem com potencial para namorado sério se aproximava, a mente subconsciente dela dava um jeito de fazer com que ela acumulasse trabalho, por exemplo, só para não ter tempo de ver o pretendente. E assim a vida seguia seu curso.

Depois da hipnoterapia, ela entendeu que seu caminho poderia ser completamente diferente e que os homens não são todos imprestáveis e indignos de confiança. Era só deixar a porta aberta para o amor entrar, querer um homem bom para que o universo enfim conspirasse a seu favor. Passado algum tempo, conheceu Matheus, um advogado pouco mais velho do que ela e que trabalha perto de seu consultório — ela é dentista. Foi num restaurante nas redondezas, na hora do almoço. Ele era amigo de alguns conhecidos dela. Não demoraram a aparecer as afinidades.

Para resumir, estão juntos há dez meses. E já fazem planos para o futuro, que deve começar com a compra de um apartamento, seguida por uma cerimônia de casamento apenas para os familiares e amigos mais chegados. Adriana finalmente perdeu o medo de ser feliz.

AGORA É SUA VEZ!

O primeiro passo para tomar o controle da própria mente é se conscientizar de como ela pode estar enganando você. Então, é seu momento de pensar. Quando foi a última vez que decidiu fazer algo, mas não fez? Ou que começou algo e não terminou? E quais motivos — desculpas —sua mente lhe deu?

Já se pegou pensando que algo é muito difícil? Ou que você sempre vai ser assim? Por quê?

Analise bem as justificativas que sua mente traz e saiba que são apenas invenções dela. Não se importe tanto com seus pensamentos de desânimo ou de conformismo, eles não são quem você realmente é!

A propósito, já ficou claro que você não é seus pensamentos. Mas já se perguntou quem você é realmente?

CAPÍTULO 6

QUEM REALMENTE CONTROLA SUA VIDA

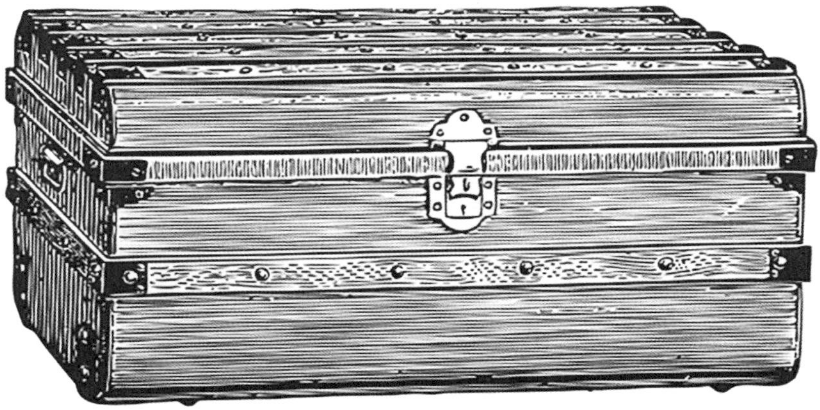

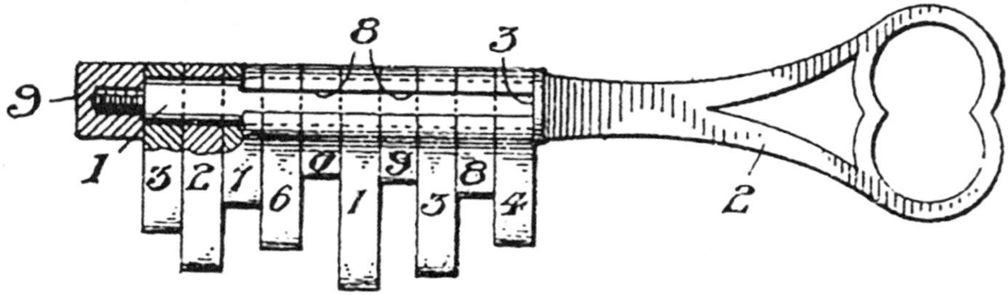

Muitas vezes, carregamos fardos que dificultam nosso caminho por razões que, se bem analisarmos, não fazem sentido.

Certa vez, Nasrudin, em sua peregrinação, encontrou um largo rio que o impedia de continuar o caminho. Devido à agitação das águas, seria muito perigoso atravessá-lo nadando.
Então, ele juntou tudo o que podia e passou um dia e uma noite construindo uma bela e segura canoa. Na manhã seguinte, a colocou na água e pôde chegar ao outro lado da margem sem maiores dificuldades.
Assim que ele estava em terra firme, amarrou a canoa em suas costas e com muito esforço e sofrimento continuou seu caminho, em direção à floresta, praticamente se arrastando para suportar todo aquele peso.
Num momento, um passante o avistou e, curioso, perguntou:
"Senhor, por que está carregando essa canoa em meio a uma floresta?"
Nasrudin respondeu de prontidão:
"Não posso deixá-la para trás. Ela me ajudou a atravessar o rio. Espero que também me ajude a atravessar a floresta."

Você já reparou que, muitas vezes, temos atitudes que não fazem sentido? Ou que sentimos emoções que sabemos que não deveriam estar em nós? Já percebeu como é difícil criar um novo hábito e acabar com uma mania péssima? Ou que agimos de forma exatamente oposta àquela que gostaríamos? Pois saiba que o nome do responsável por tudo isso é "subconsciente", e ele está relacionado ao cérebro límbico.

Estamos falando de uma parte da mente que simplesmente registra tudo à sua maneira. Todas as experiências e sensações, desde quando nascemos ou até mesmo antes, durante a gestação na barriga da nossa mãe.

É o subconsciente que decide como devemos crescer, sentir e agir. É nele que estão guardadas nossas crenças e emoções, elementos que definem a maneira de ver o mundo. Você pode até não se lembrar de alguns fatos ou situações, mas saiba: seu subconsciente se lembra de tudo. E tem o poder de minar mesmo seus mais humildes projetos ou fazer você ser muito maior do que alguma vez sonhou.

Mas não pense que ele seja instável ou malvado. Pelo contrário, ele só quer seu bem. O subconsciente é inteligente, espontâneo e juvenil. Mas nem sempre lógico. Ou, explicando melhor, ele tem sua própria lógica.

Assim, seja bem-vindo à casa do ego real. É para lá que vamos quando experimentamos a hipnose. Somente assim conseguimos encarar verdadeiramente as questões que nos afligem, a programação mental que pode estar atrapalhando nossos planos.

Imagino que você esteja curioso para entender como funciona a programação mental. Ela está conectada a uma série de fatores que vão desde como nosso cérebro registra certas emoções até a conexão com suas funções mais básicas de autoproteção. Vou explicar esse tópico a seguir.

SÃO TANTAS EMOÇÕES

"Esse é o Medo, ele manda bem no quesito segurança."[18]

Quem nunca falou algo em um momento emotivo e se arrependeu logo depois? Ou já se magoou com alguém e depois ouviu: "Desculpa, eu estava nervoso...". Você desculpou essa pessoa? Se não, talvez deveria, pois quando as emoções chegam, é difícil de controlar.

---

18. *DivertidaMente*. Disney Pixar, 2015.

Emoção é trabalho do subconsciente. Quando recebemos um estímulo que ativa nossas emoções, a mente consciente se fecha e sai de cena. Então, nesse momento, não temos mais a parte analítica para escolher a melhor resposta ou maneira de falar.

Mas as emoções não são as vilãs, elas são fundamentais para qualquer animal, principalmente para aqueles que vivem em sociedade, como nós, seres humanos.

Elas nos ajudam a expressar o que sentimos, a construir laços, a defender quem amamos, a vencer obstáculos e até a evitar os perigos. Por exemplo, se você perder uma oportunidade por não estar capacitado, isso pode causar uma raiva momentânea que vai motivá-lo a se superar e conquistar o que quer.

Aposto que você também já ouviu: "Seja racional, não se deixe levar pelas emoções". Porém, são as emoções que ajudam nossa mente analítica e racional a tomar decisões. Afinal, só sabemos que uma decisão é ruim ou boa porque comparamos as suas consequências com uma experiência passada na qual sentimos uma emoção positiva ou negativa.

Sem emoções, nossa vida seria um desastre. António Damásio, um dos maiores neurocientistas do mundo, tenta explicar isso em seu livro *O erro de Descartes*. (Companhia das Letras, 2012).

Em sua obra, Damásio explora, dentre outras, a história de Phineas Gage, uma pessoa normal que, após sofrer um acidente, fica incapacitado de sentir as emoções. Em resumo, ele se tornou uma pessoa arrogante e impaciente, e morreu sozinho, sem dinheiro e amigos. Nossas emoções são responsáveis por nos ajudar a navegar socialmente, e talvez seja por isso que tanto ouvimos falar sobre inteligência emocional na atualidade.

Mas, como disse anteriormente, para uma emoção aflorar ela depende de um estímulo, uma experiência. E a emoção que surgirá quando isso acontecer depende do que está arquivado em seu subconsciente, como veremos a seguir.

MEMÓRIA A LONGO PRAZO

A próxima característica do subconsciente que vou explicar é a capacidade de registrar tudo, a todo momento, independente do que seja. Suas experiências, ou seja, tudo o que você vê, ouve e sente vai sendo armazenado no que chamamos de memória a longo prazo.

Porém, não somos um computador que armazena os dados como foram colocados lá; somos seres humanos. Cada experiência que passamos carrega alguma emoção por trás e isso automaticamente gera uma interpretação do fato; o que fica registrado é a forma como foi entendido.

Por exemplo, uma criança que acabou de se assustar com um inseto pede colo para sua mãe, contudo naquele momento a mãe estava lavando a louça e fala em tom normal: "Agora não". Por conta da emoção do momento, o que talvez fique registrado na mente dessa criança é: "Minha mãe estava brava e me rejeitou". E, se ela pensar, realmente poderia ver em suas lembranças a imagem da mãe com raiva, talvez até falando algo que nunca aconteceu.

A memória a longo prazo guarda apenas o que considera importante de cada momento. E o que ela considera importante é aquilo que se repete ou que está recheado com emoções.

Essa criança, por exemplo, provavelmente não se lembraria se sua mãe estava lavando um prato ou um copo naquele momento. Talvez, nem esteja registrado que sua mãe estava lavando a louça, pois aquilo a mente não consideraria importante carregar ao longo da vida.

E é um ciclo, cada novo registro vai influenciando o que é importante ser arquivado ou não. Imagine essa mesma criança, agora adolescente, indo contar para sua namorada uma piada nova, que gostou muito. E a namorada fala: "Agora não. Estou terminando uma tarefa, amor".

Por mais educada que a moça possa ter sido, a mente subconsciente do garoto poderia ter acessado aquela memória da infância e adicionado essa memória na mesma caixinha. Pois, para o subconsciente dele, rejeição é algo importante de se lembrar.

É isso que desperta as emoções, nos faz lembrar do que ficou para trás, nos arrebata e emociona. Parece muito real passar pela porta de uma padaria, sentir o cheiro de pão quentinho e lembrar dos cafés da manhã caprichados na casa da avó, ouvir uma canção romântica e se recordar dos bailes da adolescência e assim por diante.

Tudo isso fala diretamente ao subconsciente. É como se fosse possível viver outra vez determinada experiência. Esta é a memória a longo prazo de que estamos falando.

HÁBITOS

No subconsciente também moram nossos hábitos.

Nosso cérebro é uma máquina que está sempre fazendo o possível para economizarmos energia. E uma de suas táticas é criar hábitos. Imagina como seria se todas as vezes que fôssemos ao banheiro escovar os dentes, tivéssemos que pensar: tenho que abrir a pasta de dente assim, pegar a escova assim, colocar um pouco de pasta assim, abrir a torneira...

Seria bem trabalhoso, não é verdade? Então, nossa mente entende que precisamos de tudo o que fazemos repetitivamente por algum tempo e grava o padrão.

Aprender a dirigir é muito chato para a maioria das pessoas, mas uma vez assimilados os comandos e referências, tudo flui. A gente faz sem se dar conta. A mesma experiência se tem na hora de amarrar o cadarço: só é preciso iniciar, e a ação posterior é praticamente automática.

Mas pare um pouco e tente se lembrar da cena de uma criança aprendendo a fazer essa amarração. No início, não é simples assim. A gente faz sem drama porque o subconsciente adquire a prática e facilita a execução para nós.

Costumamos dizer que existem três tipos de hábitos: os bons, os maus e aqueles simplesmente úteis — que são maioria. Um estudo de 2006 da Universidade Duke estima que mais de 40% das ações que executamos diariamente são resultados de hábitos, e não de decisões conscientes.[19] Ao acordar de manhã, por exemplo, ninguém perde tempo pensando em qual perna apoiará primeiro no chão. A gente se levanta e pronto.

Nesse cenário, o desafio é criar bons hábitos e eliminar os maus. Saiba que isso é perfeitamente possível, e voltaremos a esse tema mais à frente. Mais uma vez citando Jerry, tenhamos em conta que "todo hábito que você pode criar você também pode eliminar".

AUTOPROTEÇÃO

Vamos destacar agora aquela que provavelmente seja a parte mais importante da mente subconsciente, a autoproteção. Trata-se de um mecanismo que existe para nos defender de situações negativas, sejam reais, sejam imaginárias.

As pessoas que sofrem com fobias sociais, por exemplo, são normalmente alvo de repreensões. Ouvem o tempo todo que precisam se acalmar. É preciso ter em conta, no entanto, que o subconsciente delas provoca esse impulso, de sair correndo, porque entende que elas estão de frente para algo realmente prejudicial. Não sabemos o que foi registrado na memória a longo prazo delas, mas para elas o perigo é real.

Nesse caso, para não correr riscos desnecessários, as sinapses — locais de contato entre neurônios onde ocorre a transmissão de impulsos nervosos de uma célula para outra — disparam rapidamente no cérebro e provocam uma reação exagerada. Para interromper essas conexões novamente é necessário um grande esforço. Um empenho que deve ser muito maior do que o gatilho que o disparou.

O que alarma é o número de pessoas que sofrem desse mal. Se considerarmos apenas as chamadas fobias sociais, de acordo com estudo da Universidade da Califórnia, em San Diego, nos Estados Unidos, em

---

19. NEAL, David T.; WOOD, Wendy; QUINN, Jeffrey M. Habits — A repeat performance. Disponível em: <http://journals.sagepub.com/doi/abs/10.1111/j.1467-8721.2006.00435.x> Acesso em: abr. 2018.

média 10% da população do planeta sofrem com algum problema do tipo. Nesses casos, falar em público e encontrar estranhos são os temores mais frequentes.[20]

Porém, há maneiras ainda mais diferentes que o subconsciente usa para nos proteger. Por exemplo, imagine uma menina que, aos 5 anos, foi abusada pelo primo.

Depois, aos seus 15 anos, essa mesma menina presenciou uma cena de seus pais brigando. Seu pai, exaltado, deu um tapa na mãe. Foi a única vez que isso aconteceu, mas a cena ficou registrada na mente daquela jovem. Mais tarde, com 19 anos e completamente apaixonada pelo namorado, ela pegou-o no flagra com outra garota.

Nesse caso, veja o que ficou registrado em seus arquivos de memórias subconscientes:

- Um homem de confiança da minha família me fez mal.
- Meu pai fez mal à minha mãe.
- O garoto que eu amava me fez mal.

A função da autoproteção conectou tudo e concluiu: homens são perigosos quando estão atraídos por uma mulher.

E o que a mente subconsciente poderia fazer para protegê-la? Como essa conclusão não faz sentido nenhum para o consciente, a mente subconsciente precisaria dar um jeito de proteger a garota sem depender do consciente. Com isso, transformou o corpo da jovem, tirando dela os atributos que lhe faziam se sentir atraente. Veio então o descontrole alimentar, o aumento de peso, problemas de saúde, a vontade de se isolar. Uma solução muito efetiva para fazê-la se afastar dos relacionamentos. Triste, mas efetiva.

A autoproteção é como o pensamento de Nasrudin, que queria carregar a canoa para sempre, já que, um dia, no passado, ela teve sua utilidade. Ele não queria correr o risco de precisar dela de novo e se ver sem aquela importante ferramenta, que construiu com tanto esforço. O

---

20. Folha de S. Paulo. Fobia social afeta 10% da população mundial. Disponível em: <http://www1.folha.uol.com.br/folha/ciencia/ult306u1242.shtml>. Acesso em: abr. 2018.

mesmo aconteceu na mente da jovem. Se ela não fosse atraente no passado, não teria sofrido por causa dos homens, então, o melhor é se esconder física e emocionalmente. Assim pensa a nossa mente protetora.

E este não é um exemplo forçado ou incomum. Infelizmente, o padrão de fatos em mulheres obesas é muito mais comum do que se imagina. Nós, hipnoterapeutas, vemos isso com muita frequência. A boa notícia é que isso pode ser resolvido de forma relativamente fácil com o processo que aplicamos.

É ASSIM QUE A GENTE FUNCIONA

Isso também não quer dizer que a função de autoproteção sempre nos traz uma consequência negativa; pelo contrário, na maior parte das vezes ela simplesmente nos faz ser como somos.

Um amigo passou dificuldades financeiras ainda criança, após seu pai ficar doente e não conseguir trabalhar por alguns meses. O resultado? Hoje ele é extremamente controlado financeiramente, e, mesmo tendo um trabalho comum, acumulou uma poupança que o permitiria ficar um ano sem trabalhar, mantendo o mesmo estilo de vida.

Muitas vezes pensamos agir segundo determinada lógica quando, na verdade, as razões que nos motivam são outras.

Sabe aquele convite de um amigo para arriscarem montar um negócio juntos? Você pode até pensar que aceitou pela vontade de enfrentar um novo desafio profissional. Mas, no fundo, pode ser uma necessidade sua de ser reconhecido por ter sofrido *bullying* na escola.

Aquele advogado de quem você gostou de cara pode não ser necessariamente o homem mais gentil do mundo, mas você sentiu muita confiança nele porque seu sorriso lembra o de seu pai, esta sim uma figura especial que lhe traz segurança.

É apenas nossa mente nos guiando pelos caminhos que ela acredita serem os melhores. É assim que a gente funciona.

Mudar essas programações geraria um enorme trabalho. E você lembra que a mente quer fazer de tudo para economizar energia? Por isso é tão difícil mudar utilizando apenas nossa vontade; seria como utilizar os cinco soldados para lutar contra os 95.

PARA NÃO SOBRECARREGAR O SISTEMA

O subconsciente, com todas suas funções, existe para nos ajudar a viver e a evoluir de forma segura, de acordo com o que ele aprendeu. Ele processa o bombardeio de informações que recebemos todos os dias. Sem ele, o sistema poderia entrar em pane. Nossa mente consciente não daria conta sozinha.

Nosso cérebro recebe cerca de 11 milhões de bits de informação por segundo, mas o consciente só consegue processar de dezesseis a cinquenta bits.[21]

Há a percepção sensorial, a memória, as decisões a serem tomadas, os atos cotidianos, as ameaças do dia a dia, uma longa lista de atividades nessa linha. Quem comanda a operação e nos permite realizar tudo isso é a mente subconsciente.

Esse trabalho árduo acontece fora de sua consciência. Esta já recebe os dados prontos e as informações processadas. É a mente subconsciente que trabalha pesado enquanto você nem se dá conta do que está acontecendo.

Um mecanismo muito elaborado, você não acha?

Jung, uma das referências da psicologia, traduziu bem esse entendimento ao afirmar que "os aspectos subliminares de tudo o que acontece conosco podem parecer pouco importantes na vida cotidiana", mas, ao mesmo tempo, "são as raízes quase invisíveis de nossos pensamentos conscientes".[22]

Ou, para ser mais poético, "o coração tem razões que a própria razão desconhece", do matemático, físico e filósofo Blaise Pascal.[23] Sem

---

21. ZIMMERMANN, Manfred. "The Nervous System in the Context of Information Theory". In: SCHMIDT, Robert F.; THEWS, Gerhrad. Human Psychology. Berlin-Heidelberg-New York: Springer-Verlag, 1983. pp. 166-73.

22. JUNG, Carl G. *O homem e seus símbolos*. Rio de Janeiro: Nova Fronteira, 2008.

23. PASCAL, Blaise. *Pensées, fragments et lettres de Blaise Pascal*. França: Hachette Livre BNF, 2012.

dúvida uma forma bonita de descrever o papel da mente subconsciente: somos muito mais do que razão.

Agora, para você entender como a mente pode — de forma sutil — impedi-lo de realizar seus sonhos, deixe-me lhe contar a história do Rafael, hoje um grande amigo.

O ALUNO QUE VIROU PROFESSOR

Rafael Kraisch tem 34 anos. É casado e pai de três filhos. Apaixonado por hipnose, ele se dedicava à atividade apenas nas horas vagas, afinal, tinha o tempo limitado em razão de seu trabalho como funcionário público da Prefeitura de Joinville, em Santa Catarina, onde mora com a família.

Sentia-se estagnado e insatisfeito. Considerava o trabalho entediante, sempre a mesma rotina, não se sentia contribuindo com a sociedade, mas pensava que era preciso aceitar a realidade e ponto-final. Ele pensava: "Nem todos dão sorte na vida, não é verdade?".

Para ele, parecia impossível viver de hipnoterapia, que era o que ele realmente queria fazer. Tanto que não tinha coragem de divulgar suas atividades na área, não se sentia confortável e não investia no consultório que mantinha para fazer alguns poucos atendimentos.

O ponto de virada foi em um evento que eu estava realizando para ensinar hipnoterapia. Em dado momento, Rafael se candidatou a passar por um processo de hipnoterapia comigo.

Durante a sessão, identificamos que ele tinha fortes sentimentos de incapacidade e fomos buscar a origem disso. Ainda bebê, na maternidade, ele acordou numa noite e se viu sozinho no berçário. Ficou assustado e quis sair dali, então começou a chorar. Não apareceu ninguém imediatamente e ele se sentiu incapaz, sua mente gravou que ele estava à mercê da vida, que não havia conseguido agir, pedir ajuda.

Agora tudo fazia sentido. Ainda bebê, seu subconsciente aprendeu que ele era incapaz. Afinal, para que se esforçar se não se pode mudar nada?

Quer saber o final dessa história? Após resolver esse entendimento equivocado de que era incapaz, Rafael naturalmente mudou por completo sua atitude diante da vida e passou a assumir 100% da responsabilidade sobre seus resultados.

Tanto que, poucos meses depois, deixou seu cargo público para viver daquilo que gosta: hipnoterapia. Não demorou a se tornar um dos hipnoterapeutas mais renomados do Brasil, com a agenda de atendimentos lotada.

Ele teve tanto sucesso que passou a ajudar colegas hipnoterapeutas que estavam com dificuldade. Assim, eu também aproveitei a oportunidade e o convidei para se especializar mais ainda e fazer parte do meu time. Hoje, ele é instrutor da OMNI Brasil e treina centenas de novos hipnoterapeutas para transformar a vida de ainda mais pessoas.

E você? Qual parte de sua vida o incomoda? Qual canoa está carregando? Já identificou algum padrão do subconsciente? Do que ele pode estar tentando protegê-lo?

Vamos nos aprofundar ainda mais nesta viagem à mente!

FUNCIONAMENTO DA MENTE — A VIDA NO PILOTO AUTOMÁTICO

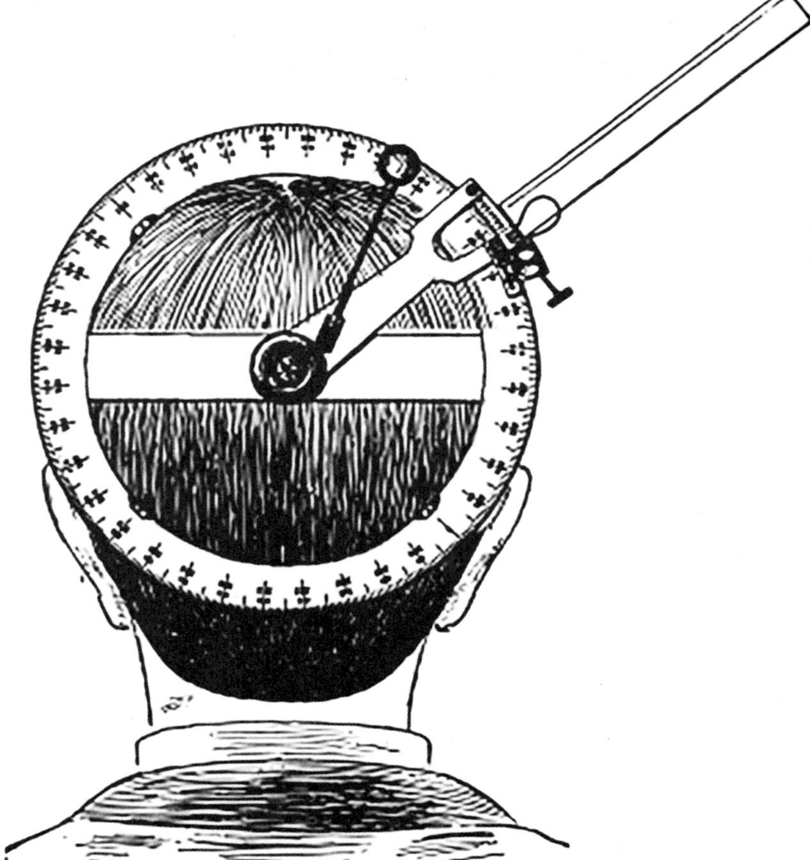

Um dia, um homem deprimido, inspirado pelos contos de fada, parou em frente ao espelho e falou:
"Espelho, espelho meu, existe alguém no mundo mais triste do que eu?"
Para sua surpresa, o espelho respondeu:
"Sim!"
O homem, intrigado, não sabia o que fazer. Um espelho falante que daria a resposta para uma pergunta retórica? Então, o que restou foi perguntar quem poderia estar pior do que ele.
E o espelho respondeu:
"Eu! Eu sou mais triste do que você! Porque sou obrigado a ver todos os dias uma pessoa com um potencial infinito, uma capacidade ilimitada, que não se permite viver ou explorar tudo isso, porque colocou na cabeça que é triste. Quantas pessoas exatamente neste momento estão numa situação pior do que você? Quantas pessoas exatamente neste momento estão em seu último dia de vida e tudo o que desejariam era mais alguns dias para tentar mudar um pouquinho a própria história? Você tem tudo o que é necessário para ser feliz e sabe o que é! Olhe mais de perto, talvez perceberá."
O homem não podia discutir com algo que não existe, algo que provavelmente foi uma criação da mente dele, não fazia sentido. Então a ficha caiu: se ele criou aquele espelho falante, também criou sua tristeza. Tudo era só um reflexo do que ele estava olhando. Bastava olhar para outro lugar.

Agora que você já tem uma noção geral de como cada parte de nossa mente trabalha, vamos entender de que forma a mente, como um todo, funciona no dia a dia, muitas vezes sem que a gente se dê conta.

CONSCIENTE E SUBCONSCIENTE INTERAGINDO NA PRÁTICA

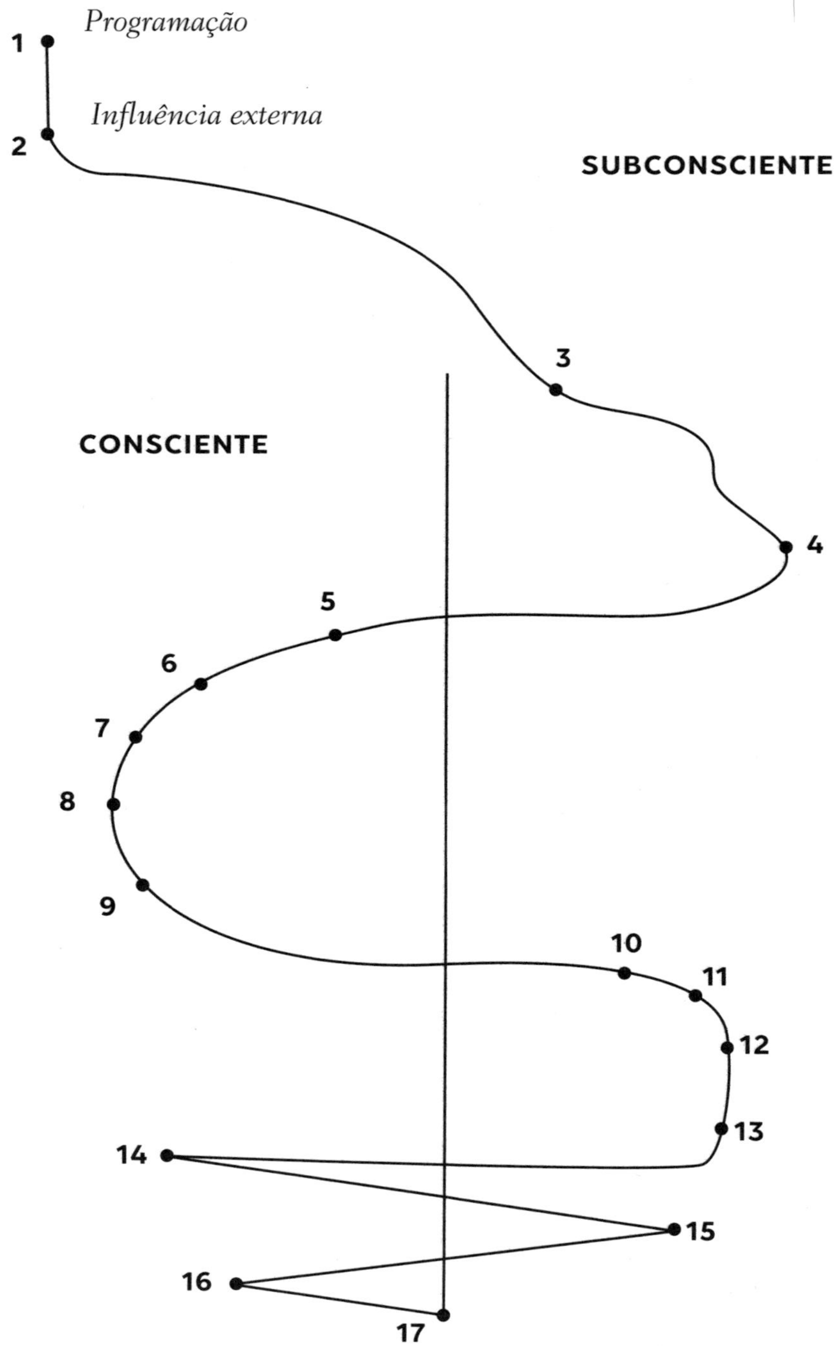

1. Você foi criado para sempre ser uma pessoa aceita; tiraria boas notas e, com isso, faria progresso, ganharia bem, atingiria uma boa posição na sociedade e seria feliz.

2. Externo: a sociedade o influencia a ser bem-sucedido, mostrando que sucesso é igual a felicidade, e que o grupo de pessoas bem-sucedidas é o ideal, que todos deveriam pertencer a ele.

3. Subconsciente: a memória a longo prazo confirma que você precisa ser aceito e ter uma boa posição.

4. Subconsciente: a autoproteção percebe que você não está como deveria e ativa suas emoções para você se sentir mal.

5. Consciente: a parte racional tenta explicar por que você está mal. E as únicas referências que ela tem são a programação "atingir uma boa posição na sociedade" e a situação atual, "o sucesso mostrado na sociedade é maior que o meu". Portanto, tira a conclusão: estou mal porque não tenho o sucesso que a sociedade diz que eu deveria ter.

6. Consciente: a parte analítica quer saber o que fazer para ter sucesso, e as respostas disponíveis são sempre referentes a ganhar mais dinheiro e, assim, ser mais feliz. Portanto, começa a buscar as melhores formas de conquistá-lo na memória.

7. Consciente: a memória a curto prazo está inundada de informações de casos que leu ou ouviu sobre alguém que abriu um negócio e ganhou um bom dinheiro.

8. Consciente: a parte analítica chega à conclusão de que a melhor forma de ganhar mais é abrindo um negócio.

9. Consciente: a força de vontade é ativada para focar e fazer o que for necessário para o novo negócio dar certo.

10. Subconsciente: a possibilidade de o negócio dar certo fica iminente, então o subconsciente capta todas as possíveis mudanças na vida que isso proporcionaria e checa na memória a longo prazo se tudo está congruente.

11. Subconsciente: a memória a longo prazo tem informações muito fortes e negativas em relação ao dinheiro: "Pessoas ricas são desonestas e esnobes", e também tem informações de que a honestidade é nosso maior bem.

12. Subconsciente: a autoproteção é ativada de novo para não deixar que isso aconteça e ativa a emoção.

13. Subconsciente: cria emoções de desânimo para o que estava fazendo e, ao mesmo tempo, emoção de empolgação para oportunidades erradas — para não deixar acontecer o plano de ser bem-sucedido.

14. Consciente: a força de vontade acaba e a mente analítica deixa se levar pelas oportunidades erradas produzidas pelo subconsciente.

15. Subconsciente: você deixa de fazer o necessário para desviar o foco, e isso reforça o hábito de perder o foco.

16. Consciente: o negócio dá errado e a mente racional justifica: "O problema é a crise".

17. Consciente e subconsciente: comprovam mais uma vez que você não chegou ao patamar que deveria estar, e que talvez seja assim que deva ser para sempre.

Esta é uma forma didática de ilustrar como nossa mente controla nossa vida. Obviamente, não é possível abrir o cérebro — muito menos a mente — e achar caixinhas com informações explicando a função de cada uma. Mas mostra como se encaixa, na prática e no modelo que estamos usando, para explicar a mente, como ocorre a troca de informações dentro de nós.

Este é o caminho do fracasso que acontece com todos nós. E entenda "fracasso" aqui como qualquer impedimento a seu desafio atual, aquilo que está bloqueando parte de sua felicidade. No exemplo anterior, o fracasso foi representado pela "falta de sucesso", mas você pode substituí-lo por depressão, insônia, vício, obesidade, problema de relacionamento, doenças emocionais ou qualquer outra questão. O caminho é similar: há uma programação em você que o impede de ser ou estar do jeito que acredita ser o ideal. E todo esse ciclo se repete na mente em questão de segundos.

Como está começando a entender, você não é tão consciente como imaginava. Nossa mente consciente recebe todas as informações prontas, já processadas pelo subconsciente. Podemos dizer que temos consciência daquilo que o subconsciente quer que tenhamos, e isso já foi inclusive demonstrado pela ciência.

A AÇÃO JÁ COMEÇA ANTES MESMO DE PENSARMOS SOBRE ELA

Referência nos estudos na área, o psicólogo Benjamin Libet fez uma experiência[24] hoje tida como um marco. Ele conseguiu provar que uma região do cérebro envolvida em processar uma atividade motora tinha atividade elétrica uma fração de segundo antes de os participantes da pesquisa tomarem uma decisão. Uma decisão simples, como a de apertar um botão. Ou seja, alguma coisa aconteceu antes de o consciente ordenar "aperte o botão".

Libet não estava sozinho. Outro estudo publicado no periódico científico *PLOS ONE*, em 2011,[25] teve resultados que foram ainda mais longe. Dessa vez, o pesquisador Stefan Bode e sua equipe fizeram exames de

---

24. LIBET, B.; GLEASON, CA.; WRIGHT, EW.; PEARL, DK. Time of conscious intention to act in relation to onset of cerebral activity (readiness-potential). The unconscious initiation of a freely voluntary act. Disponível em: <https://www.ncbi.nlm.nih.gov/pubmed/6640273>. Acesso em: abr. 2018.

25. BODE, Stefan et al. Tracking the Unconscious Generation of Free Decisions Using Ultra-High Field fMRI. Disponível em: <http://journals.plos.org/plosone/article?id=10.1371/journal.pone.0021612>. Acesso em: abr.2018.

ressonância magnética em doze voluntários com idade entre 22 e 29 anos. A tarefa pedida era a mesma: apertar um botão, o que poderia ser feito com a mão direita ou a esquerda. No fim, os estudiosos conseguiram saber qual seria a decisão tomada pelos participantes **sete segundos antes** de eles se darem conta do que estavam fazendo.

Nesse tempo, os tais sete segundos de intervalo, foi identificada a atividade elétrica no córtex do polo frontal. Na sequência, a atividade elétrica foi direcionada para o córtex parietal, uma região de integração sensorial.

Ou seja, definitivamente não estamos no controle. Aquilo que você pensava fazer de forma consciente, que até tinha diversas justificativas para explicar por que fazia, pode ter sido decidido pela sua mente subconsciente até sete segundos antes de você pensar.

E outros cientistas apoiam essas ideias:[26] o pesquisador Patrick Haggard, do Instituto de Neurociência Cognitiva e do Departamento de Psicologia da Universidade College London, afirma que primeiro acontece uma atividade elétrica no cérebro e só depois surge o sentimento de querer algo. Através de experimentos, foi possível estimular certas regiões do cérebro de modo que, como consequência, o participante tivesse a vontade de movimentar a mão.

Já o psicólogo Jonathan Haidt, pesquisador da Universidade da Virgínia, nos Estados Unidos, argumenta em seu livro[27] que grande parte dos julgamentos morais também acontece de maneira automática, sob a influência dos sentimentos ligados a certo e errado. Isso sem qualquer racionalização.

O que todos esses estudos querem nos dizer é que estamos sempre seguindo uma programação já instalada dentro da nossa mente. Estamos reagindo de acordo com o que a realidade nos apresenta.

O interessante é observar que tudo isso acontece em dois pontos apenas: o que foi programado na mente (ponto 1) e a experiência atual que você vive e ativa essa programação (ponto 2).

---

26. KHALIGHINEJAD, N.; HAGGARD, P. Modulating human sense of agency with non-invasive brain stimulation. Disponível em: <http://discovery.ucl.ac.uk/1491720/>. Acesso em: abril 2018.

27. HAIDT, Jonathan. *The Righteous Mind*. Nova York: Vintage Books, 2013.

Você não pode mudar a sociedade, as pessoas e os acontecimentos externos. Porém, pode influenciar sua mente. E você está a cada página entendendo melhor como ela funciona, para então modificá-la.

Entretanto, para agir sobre ela, você precisa entender as regras que ela utiliza. Jerry, após décadas de estudo e trabalho no assunto, criou um conjunto de conceitos que nos ajuda a entender como a mente nos afeta na prática.

AS SETE REGRAS DA MENTE

1. Todo pensamento ou ideia causa uma reação física

Como você está percebendo, corpo e mente estão sempre conectados. No momento que você inicia um pensamento, alguma emoção pode ser ativada e seu organismo imediatamente começa se preparar para lidar com aquilo.

Essa regra explica por que ficamos arrepiados ao assistir a um filme de terror. O medo ou o susto experimentado com determinada cena faz a pele reagir. Isso para citar apenas um exemplo, uma vez que esse mecanismo se aplica a diferentes situações. Basta trocar a cena da trama assustadora pelo relato emocionado do nascimento do filho de um amigo. Você pode se arrepiar do mesmo jeito ao saber como foi bonito o parto.

Isso acontece porque a mente subconsciente não sabe a diferença do real para o imaginário. Quer experimentar?

Imagine-se passando aquele momento íntimo com seu amor, onde nada mais importa, apenas vocês dois. Pense no que diriam um para o outro, no perfume, no calor do momento, no que estavam sentindo... imagine por mais alguns segundos...

Aposto que seu coração já começou a bater mais forte! Você tem alguma dúvida de que mantendo esses pensamentos teria reações físicas ainda mais fortes?

LIÇÃO: Esteja atento às reações do corpo. Quais pensamentos podem causá-las?

2. O que é esperado tende a ser realizado

Você já ouviu falar do chamado "efeito placebo"? Ocorre quando, em testes ou experimentos científicos, os médicos passam uma pílula de farinha, por exemplo, sem nenhuma propriedade, para pacientes que acreditam estar tomando medicamento real, a fim de testar como eles respondem. Na maioria dos casos, essas pessoas apresentam recuperação e às vezes chegam até a elogiar os medicamentos. A mente projetou que aquele produto traria melhora, e assim foi feito. Este é o efeito placebo.

Trata-se de um experimento que ilustra muito bem a segunda regra da mente. A saúde física depende da expectativa mental. Basta conversar com um médico conhecido e perguntar a ele algumas histórias nessa linha. Ele certamente vai dizer que o tratamento é mais difícil quanto mais pessimista for o paciente. Um paciente que espera piorar, muito provavelmente vai ficar cada vez pior com o passar do tempo.

Em relação à saúde, essa ideia já é muito aceita entre os médicos. O que ainda é um tanto polêmico para incrédulos é expandir essa regra para outras áreas da vida, como profissional ou pessoal. Se você imaginar um objetivo que quer alcançar, acreditar que vai conseguir, provavelmente o alcançará.

Você já ouviu falar da lei da atração ou do best-seller O *Segredo,* de Rhonda Byrne? É exatamente essa lei que eles propagam. A autora do livro tenta explicar isso através da física quântica da seguinte forma:

> *Em termos simples: toda energia vibra numa frequência; por ser energia, você também vibra numa frequência, e o que determina sua frequência de vibração a qualquer momento dado é o que você pensa e sente. Todas as coisas que você deseja são formadas de energia, e elas também estão vibrando. [...] Ao se concentrar no que deseja, você muda a vibração dos átomos daquela coisa, fazendo-a vibrar para você. A razão de você ser a mais poderosa torre de transmissão do Universo é ter recebido o poder de concentrar sua energia por meio de seus pensamentos e alterar as vibrações daquilo em que se concentra, o que então atrai o que deseja magneticamente para você.*[28]

---

28. BYRNE, Rhonda. O *Segredo*. Rio de Janeiro: Sextante, 2015.

É importante salientar que isso é uma interpretação da autora. Os físicos teóricos não aprovam essa teoria, e ainda não há estudos científicos que comprovem isso.

Confesso que já acreditei e pratiquei fielmente essa ideia, e ainda pratico essa segunda regra. Porém, hoje eu a explico de uma forma que, para mim, é mais lógica e prática: da mesma forma que suas programações podem mudar você e seus planos para pior, também podem mudar para melhor. Se você começa a colocar em sua mente aonde quer chegar, seu subconsciente começa a prestar atenção e buscar formas de chegar lá. Inclusive, isso ajuda a explicar o que muitas pessoas chamam de intuição, fenômeno que ocorre quando a mente percebe, de forma consciente, um impulso da mente subconsciente. Bem, funcionou para mim e, se você ler histórias de pessoas de sucesso em qualquer área, verá que também funcionou para elas.

LIÇÃO: Acredite que você pode realizar o que quiser.

3. A imaginação é mais poderosa do que o conhecimento quando lidamos com a própria mente

A razão é facilmente anulada pela imaginação. Há uma forma muito simples de você sentir na pele como essa regra funciona. Quer tentar?

Imagine seu parceiro traindo você com outra pessoa. Imagine alguns detalhes, talvez os dois combinando o próximo encontro escondido para que você não descubra.

Chega, melhor pararmos por aqui. Mesmo que você não esteja atualmente em um relacionamento, ou mesmo que você tenha certeza de onde seu parceiro está, o desconforto começa a surgir no corpo.

Na verdade, qualquer ideia acompanhada por uma forte emoção, como raiva e ódio, acaba se sobrepondo à razão. E geralmente essas ideias não podem ser alteradas apenas com o uso da razão. É por isso que tanta gente briga por causa de política, religião, futebol, entre outros temas, que normalmente classificamos como polêmicos quando, na verdade, deveriam apenas expressar diferentes maneiras de pensar.

Como exemplo podemos citar os seguidores de Hitler, ou mesmo pessoas que foram enganadas por grandes fraudadores. Eles provavelmente não eram ingênuos ou menos inteligentes do que nós, apenas estavam sendo controlados pela emoção. E se estivéssemos no lugar deles, também seríamos enganados.

LIÇÃO: Não julgue, menospreze ou discuta com pessoas com crenças ou opiniões particulares diferentes das suas. A razão dificilmente pode contra a emoção.

4. Uma vez que um conceito foi aceito pela mente subconsciente, ele permanecerá lá até ser substituído por outro

Todo mundo tem pontos de vista que não são corretos. Mas como é difícil se livrar deles! E mal acabamos de falar deles na regra anterior. Sabemos qual é o melhor partido político, qual é o melhor time, a melhor religião, a melhor crença... não é verdade?

Então, a partir do momento que você aceita algo como verdade, isso vai se manter até que surja outra ideia mais forte. E podemos acrescentar: quanto mais tempo uma ideia permanece, maior é a dificuldade para trocá-la por uma nova.

Mas não vou me fixar nesses exemplos dados. Estes são assuntos inofensivos na maioria das vezes. Quero é alertá-lo sobre as verdades que você nem chega a pensar que podem ser falsas, como:

- Qualquer pessoa na minha situação também se sentiria deprimida.
- É difícil sair de uma depressão.
- Vou levar anos para mudar minha saúde.
- Não dá para sair de um vício de uma hora para outra.
- Preciso sofrer muito para ser alguém na vida.
- Não sou atraente para outras pessoas.
- É difícil ser bem-sucedido.

Estas são verdades que você nem pensa em questionar, pois já fazem parte das programações subconscientes. E adivinhe: se você não as questiona e não tenta substituí-las por outras verdades, elas continuarão lá.

E é assim que os hábitos são formados. Os bons e os maus surgem assim, do mesmo jeito. Primeiro a gente pensa, depois age. Pode até parecer óbvio, mas não é: para mudar atitudes e comportamentos, é necessário mexer primeiro em nossos pensamentos.

Meu objetivo aqui é abalar suas verdades antigas e sugerir novas. Aquelas que o farão vencer seu desafio e transformarão sua vida. E eu sei o tamanho do potencial disso, pois foi o que fiz para chegar aonde estou hoje.

Lição: Questione as verdades que não são úteis. Mantenha só aquelas que o ajudam a ser quem você quer ser.

5. Cada sugestão aceita cria menos oposição às próximas sugestões

Uma vez vi um vídeo norte-americano de um experimento social em que se filmava a reação de diversas pessoas ao receberem o elogio: "Você é bonito(a)". Foi curioso observar a diferença das reações.

As pessoas que eram consideradas atraentes segundo os estereótipos impostos especialmente pela mídia, ao receber o elogio, davam um sorriso e agradeciam sem muito alarde.

Já os voluntários que seriam considerados neutros no quesito beleza — a maioria —, ao ouvirem o elogio, reagiam com uma mistura de alegria e surpresa bem impressionante, até engraçada às vezes. É como se pensassem: "Nossa, me acham bonito(a)! Ganhei o dia!".

Porém, me lembro de duas pessoas que, diante dos estereótipos que temos, seriam consideradas "diferentes" — não pelos traços físicos, mas principalmente pela forma exótica de se vestirem e usarem acessórios, como tatuagens no pescoço e diversos piercings no rosto. Ao receberem o elogio, a primeira reação foi de confusão, e elas pediam para o interlocutor repetir o que foi falado. Em seguida, começavam a ficar incomodadas, achando que o responsável pelo experimento estava sendo irônico ou fazendo uma brincadeira de mau gosto.

O propósito do experimento não era mostrar isso que eu observei, mas apenas sinalizar como podemos alegrar o dia de uma pessoa com gestos simples, como um elogio. Porém para mim foi muito interessante observar as pessoas que provavelmente recebiam elogio com mais frequência aceitarem mais um sem muito alarde. Enquanto as outras, que não estavam acostumadas, tiveram uma reação de maior proporção. E, por último, aquelas que provavelmente não recebiam elogio há muito tempo praticamente nem aceitavam essas palavras.

Imagine que você vai para o trabalho e, logo no início do dia, alguém lhe pergunta: "Dormiu bem? Parece cansado". Se for apenas uma pessoa, você talvez nem se importe muito. Porém se mais três pessoas diferentes ao longo do dia fizerem o mesmo comentário, você provavelmente iria ao banheiro, já pensando estar com uma aparência péssima, e lavaria o rosto para dar uma animada. Provavelmente você entraria num fluxo e passaria a se sentir cansado mesmo, confirmando aquilo que as outras pessoas disseram. É assim que a regra 5 funciona.

Contudo, ela também funciona para as considerações positivas, e aí podemos nos beneficiar dela. Em vez de querer se convencer do dia para noite que você é a pessoa mais feliz do mundo, comece observando os detalhes que lhe fazem bem, por exemplo, não precisar se preocupar se terá o que almoçar no dia seguinte, ter alguém em que você confia para dizer como se sente ou mesmo ter este livro à sua disposição para mostrar que você pode mudar sua situação.

Depois, você poderá acelerar muito esse processo, acessando diretamente as programações em seu subconsciente. Mas sempre tenha essa regra em mente.

LIÇÃO: Comece construindo o que quer em sua mente de pouco em pouco.

6. Um sintoma físico emocionalmente induzido tende a causar uma mudança orgânica se persistir por tempo suficiente

Como você viu na regra 1, o pensamento gera uma emoção, e esta produz uma reação física. Todavia, se essa reação física não for saudável, ao longo do tempo vai prejudicar o organismo. São as chamadas doenças psicossomáticas, que podem também apresentar sintomas físicos, sem ter uma origem orgânica.

Por exemplo, você alguma vez já sentiu tanta raiva que teve até dor no estômago, perdeu o apetite, talvez sentiu até queimação?

Quando você sente raiva, o cérebro produz cortisol, hormônio liberado em situações de estresse. E o estresse, além de bloquear a liberação de substâncias químicas para uma digestão saudável, pode aumentar a secreção de ácidos no estômago e provocar os sintomas clássicos da gastrite.

Suzanne O'Sullivan, neurologista que escreveu o livro *It's All in Your Head* (*Está tudo na sua cabeça*, em tradução livre) relata em sua obra que de todos seus pacientes que sofriam de epilepsia, 70% não tinham nenhuma causa orgânica ou lesão que explicasse, ou seja, estava tudo na mente dos pacientes.

Como a autora relata, os pacientes têm dificuldade em aceitar um diagnóstico "vazio", que mostra que não há nada de errado organicamente que possa ser consertado com remédio ou "na faca". Então, ficam obcecados em encontrar o que há de errado com eles, mas sempre buscando fora. Essa obsessão de que tem algo errado acaba agravando a situação, e o corpo começa a realmente produzir o que eles querem encontrar.

Muitos médicos que começam a estudar a mente e a hipnose, desde a época de Elman até hoje, acreditam que a maior parte das doenças são causadas na mente, por conta de emoções negativas presas no subconsciente por muito tempo.

Não estou afirmando que todo mundo que adoece é emocionalmente nervoso. Os germes, parasitas e vírus, entre outros agentes causadores de doenças, estão aí, claro, e podem nos afetar a qualquer momento.

Mas, por outro lado, também não podemos separar corpo e mente. Muitos problemas podem ser evitados se a gente mudar o jeito de pensar. Quem morre de medo de ficar doente e diz o tempo todo que tem o estômago nervoso ou dores de cabeça frequentes dificilmente vai romper esse ciclo de incômodos permanentes. Pelo contrário, essas pessoas vão sempre buscar esse padrão. Com o tempo, mudanças orgânicas virão: o estômago vai ficar ruim mesmo e a cabeça vai doer cada vez mais.

LIÇÃO: Preste atenção nas emoções que você tem cultivado e busque formas de evitá-las. Foque-se cada vez mais em experiências positivas para incentivar emoções positivas.

7. Ao lidar com o subconsciente e suas funções, quanto maior esforço consciente, menor a resposta subconsciente

Alguma vez você já precisou acordar bem cedo e descansado no dia seguinte para um compromisso importante, e, quando olhou o relógio, contou quantas horas de sono teria? Então, pensou que precisava dormir logo e, quanto mais queria dormir, parecia que menos sono tinha? Porém, naqueles dias quando vai se deitar sem se preocupar se precisa dormir logo, parece que o sono vem antes que perceba?

Ou já aconteceu de esquecer o nome de algo que precisava saber naquele momento, e fez de tudo para lembrar? Pensou, colocou a mão sobre a cabeça, franziu a testa, mas nada de a palavra vir à mente. Até que finalmente você desiste e vai se preocupar com outra coisa. E, nesse momento, como num passe de mágica, a lembrança vem à mente?

É assim que funciona: quanto mais você ativa a parte consciente da mente, menos o subconsciente trabalha. Não é possível controlarmos diretamente o subconsciente, então não adianta forçar. Nos próximos capítulo vamos aprender a como utilizar o consciente para induzir o subconsciente a responder: aí a mágica acontece.

Lição: Entenda o que precisa mudar, mas não se torne neurótico ou se esforce demais, não é assim que o subconsciente responde.

OS MAIS INTELIGENTES

Como vimos, nossa mente nos guia de formas muitas vezes improváveis. O que está no subconsciente direciona nossas expectativas e nos faz interpretar, agir e até influenciar as coisas. Robert Rosenthal e Kermit Fode realizaram um estudo muito interessante demonstrando isso.

Eles reuniram um grupo de estudantes de psicologia, que receberam cinco ratos e um labirinto em forma de "T" para realizar uma experiência. Esse "T" tinha um lado branco e outro cinza. A missão de cada ratinho era aprender a se deslocar até o lado cinza, sendo recompensado com comida caso atingisse o objetivo.

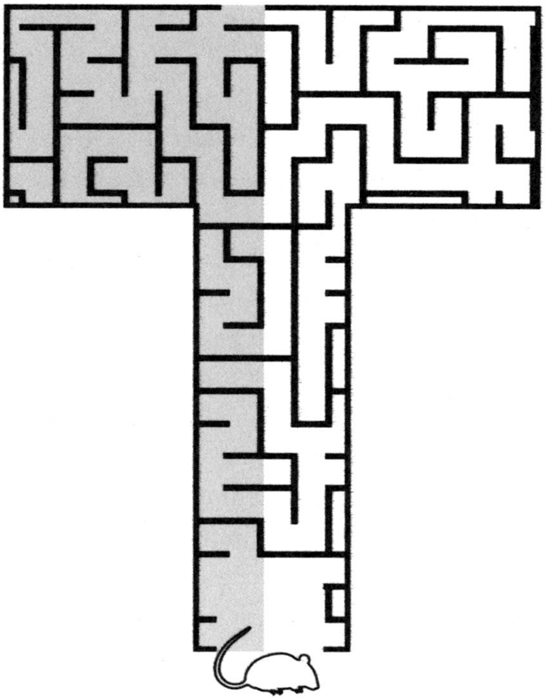

Assim, os alunos deveriam dar a cada animal dez chances por dia de aprender quão vantajoso seria ir pelo lado cinza. O progresso de cada bichinho deveria ser registrado.

O que ninguém sabia previamente é que as criaturas avaliadas no teste eram, na verdade, os alunos envolvidos no projeto.

Antes de tudo começar, eles receberam a informação de que determinados ratinhos eram mais inteligentes do que outros. Essas habilidades teriam sido criadas e controladas em laboratório. Tudo bem explicado cientificamente, para que ninguém duvidasse da informação.

Essa era a versão oficial, mas na realidade os animais eram idênticos. Não haviam passado por nenhum processo de aprimoramento genético. A intenção dos criadores do teste era avaliar os resultados obtidos segundo as expectativas dos envolvidos.

E assim foi feito. Metade dos participantes ficou com os ratinhos geniais e a outra metade com aqueles, digamos assim, menos favorecidos do ponto de vista intelectual.

Ao final, os ratinhos previamente chamados de inteligentes se saíram melhor rumo ao lado cinza do "T" do que aqueles rotulados de pouco capazes — e você se lembra de que eles eram iguais?

Mais interessante ainda foi a descoberta de que o empenho dos alunos mudou conforme o time de ratos a eles confiado. Esforçaram-se mais para ensinar aqueles que comandaram os animais oficialmente mais espertos. Estes foram mais pacientes e delicados do que os integrantes do outro grupo, com os ratinhos supostamente menos inteligentes.

Nesse experimento ficam bem claras algumas das regras da mente mencionadas nas páginas anteriores. Os estudantes aceitaram a ideia de que um grupo de ratos era intelectualmente superior, assim eles passaram a esperar que esse grupo realmente se saísse melhor. Dessa forma, a mente deles os influenciou fisicamente, ou seja, agiram de modo diferente com relação àquele grupo de animais, e então criaram o resultado.

Se a mente é capaz até de alterar o desempenho de outro animal, imagina o que ela não seria capaz de alterar em nós mesmos? Talvez criar ou eliminar aquele medo? Isso fica claro na história do William, que tinha medo de falar em público, um dos medos mais comuns do planeta.

O PAVOR DE SE APRESENTAR

William tem 22 anos e é secretário financeiro. Levava um problema consigo havia anos: simplesmente não conseguia se apresentar em qualquer lugar em que mais de cinco pessoas estivessem olhando para ele.

Até os joelhos tremiam, ele travava, não conseguia. Se precisasse participar de alguma reunião na empresa em que trabalha, uma situação muito comum, ficava ansioso e temendo que alguém o dirigisse a palavra, fizesse alguma pergunta.

Era um nervosismo evidente, impossível de disfarçar. Em sua equipe, principalmente entre os superiores, ficava a impressão de que ele, apesar de todo o esforço, não tinha condições de ser promovido. Não daria conta do recado de conduzir um time de subordinados e organizar muitas e muitas reuniões.

A hipnoterapia foi o recurso escolhido por ele para tentar mudar de vida.

Em seu processo, William descobriu que, aos 4 anos, depois de escorregar e cair na área de brinquedos de um parque, viu duas crianças rindo dele, o que o fez sentir-se mal.

Depois, aos 11 anos, durante a apresentação de um trabalho na escola, ficou nervoso e falou uma palavra errada. A risada de um colega de sala o abalou também. Após esse episódio, ele só não conseguiu fugir da defesa de seu trabalho de conclusão de curso da faculdade. De todos os outros, deu um jeito de escapar.

O subconsciente do secretário aprendeu que ele passaria vergonha diante de qualquer erro, afinal, ririam dele. Por isso o pavor de falar em público.

Depois da sessão de hipnoterapia, ele chegou a pensar que o trabalho realizado não havia tido efeito. Na reunião da empresa logo após a hipnose, ele ainda se sentia nervoso.

Até que pediram para ele comentar uma informação diante de um grupo de quinze pessoas. E a apresentação fluiu, ele conseguiu falar sem problema algum. Foi quando percebeu que só estava com medo de ter medo.

Algum nervosismo ainda sente, mas é aquele frio na barriga que todo mundo tem diante de algum desafio, nada que o paralise como antes.

Não faz muito tempo, foi promovido na empresa.

Que escolhas você tem feito na vida? Percebe agora que elas, na verdade, não foram feitas de forma tão consciente como você pensava? O grande problema é que você escolheu o que estava programado para escolher.

E se pudesse se programar para escolher realmente o que gostaria de viver, não seria ótimo? Essa programação é perfeitamente possível. Agora você já sabe onde mexer, só falta saber como.

Você está preparado para começar a transformar sua vida?

CAPÍTULO 8

HIPNOTERAPIA — SEJA O CONDUTOR DE SUA VIDA

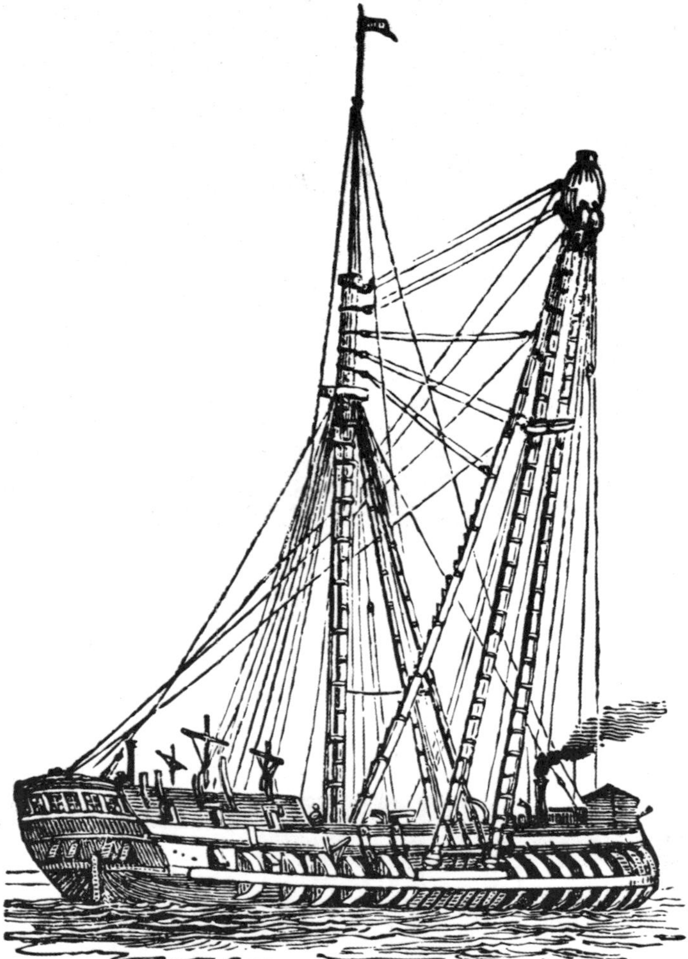

HARMONIA DOS MARES

Este é o nome do maior navio de cruzeiro do mundo até o momento em que escrevo este livro, uma embarcação colossal de 362 metros, pesando 227 mil toneladas, quase quatro vezes mais pesado que o *Titanic* e com capacidade de passageiros três vezes maior.

Quando essa máquina leva os 6 mil passageiros de um mar a outro, quem realmente está transportando toda essa gente? O navio ou o capitão? Quem suporta todas as tempestades e correntes marítimas e chega ao destino desejado? O navio ou o capitão? E quem pode se chocar contra um iceberg e afundar? O navio ou o capitão?

Certamente são as toneladas de maquinários engenhosamente construídos que atravessam os mares, então, poderíamos dizer que os passageiros estão sob o controle do navio. Porém, dentro de uma minúscula cabine — que também faz parte do navio —, existe um capitão, e sem essa pessoa o cruzeiro simplesmente flutuaria na direção que os mares o levassem.

É exatamente assim que funcionamos. Sua mente é todo o navio. A parte consciente é a cabine de controle do navio. Os mares são a própria vida. E você, como consciência, está perdido por lá, sem saber que poderia ser o capitão e navegar para onde quiser. Não há ninguém controlando toda essa máquina.

Talvez você já tenha até ouvido isso, em alguma mensagem motivacional: "Vá lá e controle seu navio, você pode ser o capitão!". E talvez você tenha até se empolgado e falado para si mesmo: "Agora meu navio vai para onde eu quiser! Porque eu sou o dono desse navio! Ele precisa seguir meu rumo!".

E o que acontece? Obviamente nada. Não é assim que se controla um navio. O grande problema é que você não aprendeu que possuía um navio incrível a seu dispor, capaz de levá-lo onde quisesse, e muito menos como operá-lo. O manual de operação desse navio se chama hipnoterapia.

DEFINIÇÃO DE "HIPNOSE"

A definição de "hipnose" que considero a mais clara e útil para o entendimento é originada do próprio Dave Elman, e também é a mais aceita atualmente pelas associações norte-americanas: "Hipnose é quando uma sugestão dribla o fator crítico da mente consciente e é aceita pela mente subconsciente".[29]

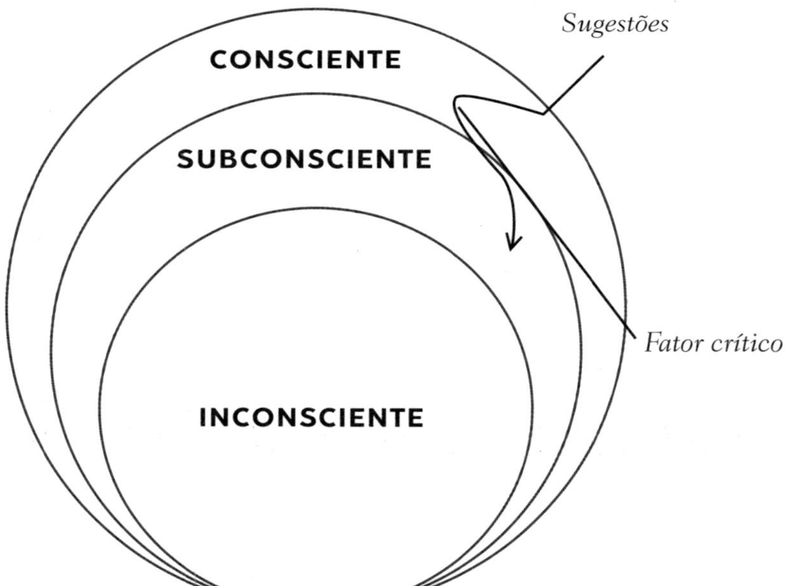

29. Definição adaptada de: ELMAN, Dave. *Hypnotherapy*. Westwood Publishing Company, 1970.

Ou seja, hipnose é algo comum e frequente. Quer ver?

Eu explico. A experiência da hipnose é formada de duas partes: a primeira delas é a sugestão driblar o fator crítico.

O fator crítico é um filtro protetor para sua mente consciente. Mas não pense nele como uma peça à parte; ele é, na verdade, uma função da mente consciente. Então, no momento em que você recebe uma sugestão, toda sua mente consciente, em uma fração de segundo, verifica se aquilo está de acordo com a programação do subconsciente. Se tiver, deixa entrar, e reforça sua programação. Caso contrário, não deixa a mensagem passar.

Por exemplo, se eu lhe falar agora: "O céu está cor-de-rosa". Automática e instantaneamente seu consciente já verificou todas as suas memórias e sabe que não é normal o céu ficar cor-de-rosa, e a parte racional já concluiu: "O Michael falou isso para dar um exemplo de algo, ou ele está muito louco, porque eu sei que o céu não é cor-de-rosa".

Podemos dizer que, nesse caso, a sugestão foi barrada pelo fator crítico, então, estamos longe da hipnose. Agora, você já assistiu ao filme *À procura da felicidade*? Há uma cena muito tocante, com a qual eu sempre me emociono.

Chris, o personagem principal, interpretado pelo Will Smith, está em uma quadra esportiva enquanto vê seu filho brincando com uma bola de basquete, bem animado, como qualquer criança. Até o momento em que seu filho fala, empolgado, com a própria imaginação: "Eu sou profissional!". Nesse momento, Chris fala para o filho que sempre foi um péssimo jogador de basquete, e, então, provavelmente ele também nunca será um bom jogador, pois é assim que as coisas são; por isso, não queria que ele gastasse todo o seu tempo brincado com isso. A criança concorda, para o jogo e, com um semblante triste, desiste de brincar e começa a guardar a bola. Até que Chris percebe a gravidade do que fez e fala em tom sério para o filho: "Nunca deixe ninguém te dizer que não pode fazer alguma coisa, nem mesmo eu! Se você tem um sonho, tem que correr atrás dele. As pessoas não conseguem vencer e dizem que você também não vai vencer. Se você quer alguma coisa, corra atrás. Ponto".

Quando você assiste a essa cena, é provável que se emocione, e quando a emoção é ativada, o consciente sai de cena, lembra? Então, a mensagem que o personagem de Will fala para o filho já driblou seu fator crítico, pois você está envolvido emocionalmente com a cena. Tivemos sucesso na primeira parte da hipnose, e agora vamos para a segunda parte, que pode haver dois desenlaces.

Se você não gosta dessa mensagem, ou por algum motivo sente que ela pode prejudicá-lo de qualquer forma, seu subconsciente não a aceita e nada acontece. Logo, a hipnose não acontece.

Por outro lado, o que é o mais provável nesse caso, se você gosta da mensagem e acredita que ela será boa para você, seu subconsciente a aceita, e ela passa a fazer parte de um pedacinho de sua programação. Então, nesse caso, podemos dizer que você foi hipnotizado.

E hipnose é só isso. Quando você permite que uma sugestão realmente entre em seu subconsciente; para isso acontecer, ela precisa driblar o fator crítico e ser algo que você queira aceitar. E a hipnoterapia é quando utilizamos a hipnose para fazer mudanças positivas e úteis na nossa mente e na nossa vida.

Provavelmente agora você esteja se lembrando de muitas coisas que já viu ou ouviu falar sobre hipnose e esteja se perguntando onde isso se encaixa. Realmente, há muitos mitos em volta desse tema, vou esclarecer os principais.

A pessoa hipnotizada perde a consciência?

Lembre-se da definição: hipnose é quando uma sugestão dribla o fator crítico da mente consciente e é aceita pela mente subconsciente.

Na definição não falamos nada sobre dormir ou perder a consciência. Quando você assiste a um filme e se emociona, você está sem consciência? É claro que não.

A única diferença em uma sessão formal de hipnoterapia é que a pessoa está com os olhos fechados, apenas para se concentrar melhor e evitar distrações, mas é igualmente possível fazer o processo de olhos abertos.

Durante a hipnose você continua consciente, pode se mexer, pensar e falar. Inclusive, na forma que fazemos terapia, é fundamental que a pessoa fale muitas vezes para relatar as experiências.

A pessoa hipnotizada pode contar segredos?

Lembra da definição?

Não falamos nada sobre contar segredo na definição. Se você está consciente, você escolhe como agir e o que falar. E se tiver algo que não queira falar para seu hipnoterapeuta, há uma forma muito simples de resolver. Basta dizer as seguintes palavras: "Eu não quero contar isso".

A única observação nesse ponto é: se você não confia no profissional que está ali para transformar sua vida, talvez precise trocar de profissional.

É possível não voltar da hipnose?

Preciso lembrá-lo da definição novamente?

Estou sendo repetitivo porque vivemos anos e anos ouvindo as mesmas mentiras em relação à hipnose. Então, guarde isso: hipnose é quando uma sugestão dribla o fator crítico da mente consciente e é aceita pela mente subconsciente.

Ou seja, não estamos indo para lugar algum. Não há um mundo chamado "hipnose". É um processo natural, que todos nós passamos diariamente, percebendo ou não.

Só quem tem mente fraca é hipnotizável?

Isso também não faz sentido quando pensamos na definição de hipnose. Porém, se fosse tentar relacionar a mente da pessoa com a capacidade de entrar em hipnose, seria o oposto.

Quanto mais você tem consciência do que quer, do que lhe faz bem ou mal, mais fácil é para seu subconsciente aceitar aquilo que faz sentido para você.

É preciso acreditar para funcionar?

Como você já está percebendo, todo mundo passa por isso todos os dias, e muita gente nem sabia que hipnose era real.

Hipnose é um processo natural da mente humana. Você não precisa acreditar nas funções de seu corpo ou sua mente para que elas sejam reais.

Não é raro haver pessoas que procuram um hipnoterapeuta ainda sem acreditar totalmente que hipnose seja real e que funcione, e funciona da mesma forma.

A pessoa hipnotizada perde seu controle?

Você poderia dizer que entendeu todas as explicações anteriores, mas já viu um vídeo de uma pessoa hipnotizada que não sabia o próprio nome! Ou seja, ela perdeu o controle da mente dela, correto?

Errado. Ninguém perde o controle na hipnose. Vamos testar algo novo?

Quero que você tente durante dez segundos esquecer seu nome. Realmente faça isso. E depois de dez segundos, pergunte a si mesmo qual o seu nome, e veja se funcionou?

Faça isso e depois continue a leitura.

E aí? Qual é seu nome? Aposto que você se lembra, não é verdade?

Mas o que aconteceu? Eu pedi para você esquecê-lo, você quis esquecer, mas não esqueceu. Por quê?

A resposta é porque neste momento em que você está agora, sem estar experienciando a hipnose, você não tem o poder de esquecer o que você quer esquecer. Você não tem o controle sobre sua própria memória. Com a hipnose você teria.

Ou seja, como já falamos anteriormente, a pessoa hipnotizada tem mais controle sobre si própria do que uma pessoa não hipnotizada. Seus sentidos ficam mais aguçados, suas emoções ficam mais claras e o pensamento fica mais organizado.

E aquela pessoa que em um show de hipnose sobe no palco e dança na frente de centenas de pessoas? Ela está no controle?

Com certeza. Em um show de hipnose, primeiro os profissionais ao palco escolhem as pessoas que realmente estão dispostas a participar. E uma ótima comprovação disso é uma pessoa subir ao palco e se expor na frente de um público.

E cada uma dessas pessoas no palco passa pelo mesmo processo da definição que mencionei anteriormente. Através de técnicas, os profissionais podem driblar o fator crítico das pessoas que quiserem, e a sugestão que eles dão depois disso funcionará para aquelas que a aceitarem. E que tipo de pessoa a aceitaria?

Imagine uma pessoa tímida que sempre quis ser mais descontraída, que talvez inveje os amigos que simplesmente dançam numa festa como se não houvesse amanhã, e percebe como eles se divertem sendo assim. Naquele momento da hipnose no palco, o que ela mais desejaria é se sentir assim. Por isso ela permite que aquela sugestão entre em seu subconsciente.

E, mesmo assim, quem já foi a um show de hipnose sabe que muitas vezes acontece de uma pessoa do palco não aceitar determinada sugestão. E o profissional do show, naturalmente, agradece e pede que ela volte para seu lugar.

Se você nunca presenciou um show de hipnose, recomendo o *Magicamente*, o maior do Brasil, que ocorre na capital e em algumas cidades do estado de São Paulo. É apresentado por três hipnoterapeutas formados pela OMNI Brasil, que são os maiores apresentadores de show de hipnose em território nacional. Eles conseguem mostrar o potencial de nossa mente de forma muito profissional, ética e divertida.

HIPNOSE NO DIA A DIA

Como mencionei, a hipnose é um processo pelo qual você passa diariamente. Muitas vezes, mensagens passam direto pelo fator crítico e são aceitas pelo subconsciente, mas vale a pena analisar mais de perto algumas dessas situações.

Médicos

Os médicos são naturalmente uma autoridade para a maioria das pessoas. Então, temos a tendência de aceitar tudo o que eles falam sem analisar. Afinal, estudaram tanto tempo, devem saber do que estão falando, não é verdade?

O grande problema é quando aceitamos sugestões que não serão positivas para nós. Por exemplo, quando dizem: "O seu caso é grave! Provavelmente, não vai se recuperar tão rápido".

O fator crítico é ignorado automaticamente, por ele ser uma autoridade. E a sugestão é aceita pelo subconsciente, porque em suas programações é adequado ouvir o médico, para seu bem, então o subconsciente prefere aceitar o que ele fala. E o que acontece? As palavras de seu médico se tornam a realidade para você.

Uma dica nesses casos é lembrar que não é raro os médicos errarem no tempo de recuperação do paciente, ou até mesmo darem um diagnóstico errado. Além disso, cada organismo funciona de um jeito. Faça exatamente tudo o que o médico recomendar, mas, caso ele tenha alguma opinião pessimista sobre seu caso, busque uma segunda opinião, procure outros especialistas e pesquise por histórias de pessoas com o mesmo diagnóstico que tiveram uma recuperação excelente.

E, se você for médico, saiba que já é um hipnoterapeuta natural. Tudo o que você fala vai influenciar o paciente.

Pais

As crianças ainda estão com a mente e o fator crítico em desenvolvimento. Os pais são autoridade máxima para os filhos. Então, saiba que tudo o que você fala e demonstra para seu filho está sendo armazenado no subconsciente dele. E como você tem visto nas histórias que contei ao longo do livro, isso pode ter consequências lá na frente.

Voltando ao exemplo da cena do filme *À procura da felicidade*, Chris poderia, naquele instante, com uma frase, acabar com grandes conquistas de seu próprio filho. Não é apenas sobre o menino jogar basquete. O subconsciente faz conexões, então ele poderia ter gravado naquele momento que não era capaz de ser um jogador, que talvez fosse um sonho do garoto. Mas em outra situação, ele escuta, por exemplo, seu professor falando que ele faz tudo errado. E, mais para a frente em sua vida, comete algum erro mais grave. Assim, o subconsciente poderia ter entendido que ele não é capaz de ser feliz, pois o pai dele já tinha exemplificado que não poderia realizar seu sonho, depois o professor havia falado que ele fazia tudo errado, e isso se comprovou com um erro. Pronto. Programação catastrófica criada.

Se você for um pai ou uma mãe, nesse momento deve estar começando a ficar preocupado em como tem criado seu filho. Eu não tenho filhos ainda, mas este é o feedback que recebo de pais e mães nos treinamentos de hipnoterapia. Todavia, não se preocupe tanto. Pequenos traumas fazem parte da vida e do aprendizado de qualquer pessoa, é impossível evitarmos.

A única dica que dou — com a qual nossos instrutores que são pais concordam — é para observar quais mensagens você tem repetido para seus filhos, seja através das falas, das broncas ou dos exemplos. São positivas ou negativas?

Repetição

Um último item a atentar é que nossa mente tem a tendência de achar que é normal tudo o que ouvimos, vemos ou passamos repetidamente.

Logo, o fator crítico para de analisar e começa a permitir que isso entre direto no subconsciente. E, se estamos convivendo com isso, já que parece normal, o subconsciente aceita.

Com isso, fica a pergunta: de que você tem alimentado sua mente?

Por exemplo, se você está constantemente lendo e vendo notícias sobre pessoas que passam o mesmo problema que você, sua mente vai passar a achar normal a situação em que você está. Lembra a regra da mente número 5? Cada sugestão aceita cria menos oposição às próximas sugestões? Assim, vai sendo cada vez mais difícil sair desse buraco.

Talvez não seja a hora de começar a falar sobre outros assuntos, ler outras notícias ou até mesmo desligar um pouco a TV?

AUTOSSUGESTÃO

Isso é sobre o que você fala para si mesmo. Já se pegou pensando "não consigo", "não posso", "é difícil", "não vai dar"...?

Em geral, os pensamentos que temos sobre nós mesmos são automáticos e congruentes com nossas programações internas. Ainda assim, cada pensamento reforça o que está escrito lá no subconsciente. É um círculo vicioso perpétuo.

Quando se unem a autossugestão e a repetição, isso se torna literalmente uma auto-hipnose. Com a repetição, você está forçando o fator crítico a sair do caminho, e já que a sugestão faz parte de sua própria programação, ela é bem-vinda ao subconsciente.

Porém, apesar de esses pensamentos serem automáticos, eles não são invisíveis. Então, passe a prestar atenção na hora que surgir um pensamento assim e, imediatamente, se questione: E se eu conseguir? Por que eu não poderia? Posso estar achando difícil por que não aprendi ainda? Posso achar um jeito?

Fazendo isso você está de certa forma questionando se a sugestão é realmente aceitável para a mente.

TODA HIPNOSE É UMA AUTO-HIPNOSE

Agora que você entendeu o que é hipnose, quero que isso fique bem claro para você. No fim das contas, o processo da hipnose faz uma sugestão entrar em seu subconsciente, porém, o início do processo depende sempre de você.

É você que precisa prestar atenção no filme para se emocionar. É você que precisa acreditar e se preocupar com a opinião do médico. É você que precisa repetir as coisas ou os ambientes. É você que precisa pensar. Tudo parte de você.

É impossível alguém forçá-lo a mudar. Até mesmo se você for a um hipnoterapeuta, é você que precisará pensar e executar as orientações que ele vai dar. Nosso papel é apenas guiá-lo para o caminho. A responsabilidade é sua. O que é excelente, pois você não depende de ninguém para ser quem você quer ser.

Eu só posso lhe mostrar a porta. Você tem que atravessá-la.[30]

Agora você sabe o que é hipnoterapia. Você já está com o manual do navio em suas mãos. O que resta é começar a ver nesse manual como guiamos nossa incrível máquina pela vida. Está pronto, capitão?

30. Frase de Morpheus, personagem do filme *Matrix*. Silver Pictures, 1999.

CAPÍTULO 9

A PORTA DA MUDANÇA

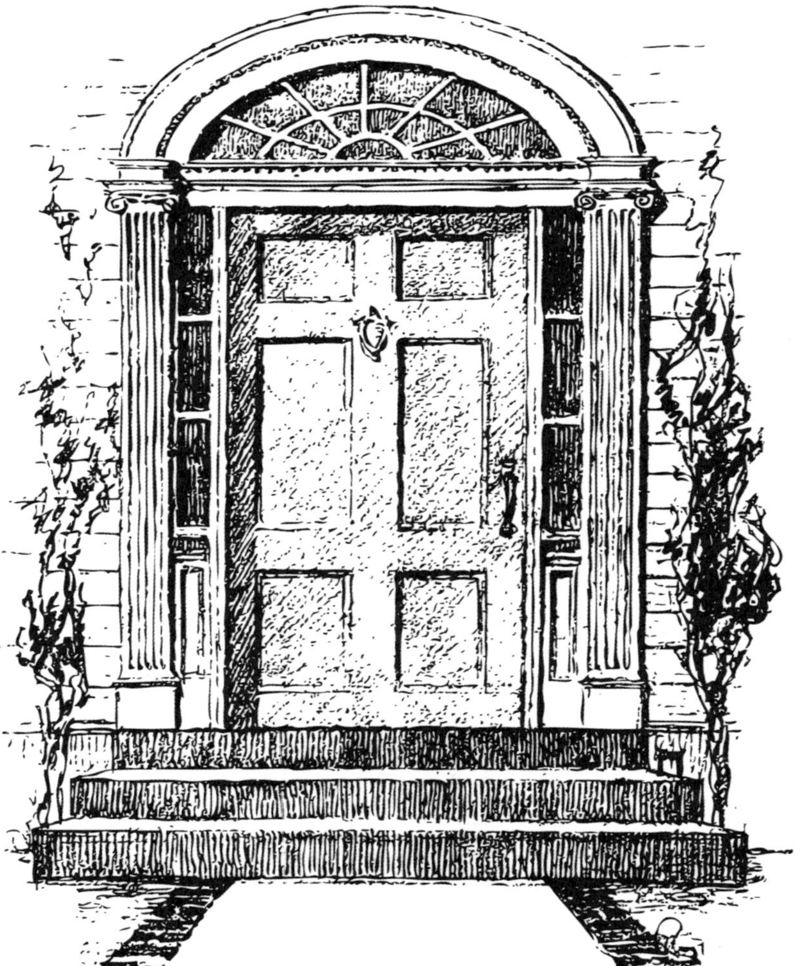

Certo dia, um homem muito sortudo caminhava pela praia, até que encontrou um lindo navio de cruzeiro atracado na areia, aparentemente abandonado. Curioso com a situação, ele embarcou nesse navio e reparou que nunca tinha sido usado. Na verdade, havia até um espaço reservado para pintar o nome do proprietário nele.

O homem ficou intrigado, mas aceitou o presente que o destino tinha colocado em suas mãos. Após agradecer aos céus, sua primeira atitude foi escrever o seu nome, assim, ninguém teria dúvidas de que ele era o dono daquela maravilha.

Então, ele passou os próximos dias passeando por cada canto de sua embarcação, verificando como cada detalhe era minuciosamente pensado e, a cada olhada, o homem se sentia a pessoa mais sortuda do mundo. De fato, era.

Porém, após poucos dias se passarem e ele já ter conhecido cada parte do navio, começou a ficar entediado. Já conhecia todo o navio, já tinha mexido em cada detalhe, apertado todos os botões. Mas do que adianta ser dono de um monumento incrível que não muda em nada sua vida? Um bem de um valor tão alto que nem se juntasse todas as pessoas que ele conhecia conseguiriam pagar, mesmo com cinquenta anos de salário. Se ao menos ele soubesse como fazer aquele negócio velejar, poderia conhecer o mundo!

Era isso! Nesse momento ele pensou que o que precisava era saber como dar a partida e colocar o navio na direção dos destinos que sempre sonhou conhecer!

Assim, o homem buscou alguém que fosse especialista em navios para ensiná-lo a utilizar aquela belezinha. E encontrou um senhor, já com suas barbas brancas, aparentemente muito sábio, que lhe falou:

"Seu navio é mesmo espetacular, na verdade, é o modelo mais avançado de

todo o mundo! Ele tem um sistema tão inteligente que navega até mesmo por comandos de pensamento."

"É isso que eu preciso, me diga como fazê-lo alcançar pelos destinos dos meus sonhos", replicou o proprietário com empolgação.

"É muito simples. Para este navio, basta você imaginar aonde quer chegar e apertar um botão secreto, que fica escondido por questões de segurança. Entretanto, eu cobrarei 1 milhão de reais pela aula."

Então, o homem respondeu irado:

"Como pode? O senhor quer me cobrar 1 milhão de reais para me mostrar um botão? Isso não faz sentido! Me explique por que cobra tão caro!"

E o sábio respondeu calmamente:

"Você tem toda razão, o preço para eu lhe mostrar o botão é dez reais. Saber onde está o botão certo para apertar é 999.990 reais."

Adaptei esta história de uma piada que achei muito sábia. Como você já sabe, você tem uma máquina fenomenal de potencial ilimitado a sua disposição. A questão é: Como essa máquina tem navegado? Para criar felicidade, bons relacionamentos, saúde e sucesso? Ou para criar hábitos negativos, tristeza, depressão, vício, fracassos?

Quanto valeria saber como alterar o rumo desse navio para alcançar seus sonhos? A saúde e os resultados que você busca na vida? É exatamente isso que vou começar a ensiná-lo neste capítulo. E o preço que você terá pagado será apenas o valor deste livro e seu tempo.

Mas, por favor, não subestime esse conhecimento, pois vale muito mais do que isso. Estou mostrando a porta para sua nova vida, agora cabe a você atravessá-la. Vale a virada da sua história. Muitas pessoas já tiveram a vida transformada por conta disso. Eu mesmo já faturei muito mais do que 1 milhão de reais, aplicando o que estou ensinando aqui, começando do zero. Apenas faça, e veja os resultados por si mesmo.

O CONSCIENTE DÁ A PARTIDA E O SUBCONSCIENTE SEGUE

Você já entendeu que muitos pensamentos surgem por conta das programações de seu subconsciente, porém, você é livre para pensar quando quiser, até mesmo neste momento. Isso quer dizer que você pode controlar seu consciente.

E uma vez que seu subconsciente está conectado com seu consciente, é possível guiá-lo e colocá-lo para trabalhar a seu favor. Afinal, este é seu papel como capitão do navio: colocar a embarcação na direção que você deseja e apenas permitir que ela continue no melhor caminho.

Quero lhe dar um exemplo prático e que pode ser feito em qualquer lugar. Na verdade, uma ação muito simples, que reforça o que estou dizendo.

Fique em pé, com ambos os braços relaxados. Agora, erga o braço esquerdo até a altura do ombro e comece a fazer um movimento devagar e constante até levar o braço para a frente do corpo. É para ser bem lento mesmo. Você deve demorar uns vinte segundos para concluir o processo. Veja as figuras a seguir, para entender melhor o que é para ser feito.

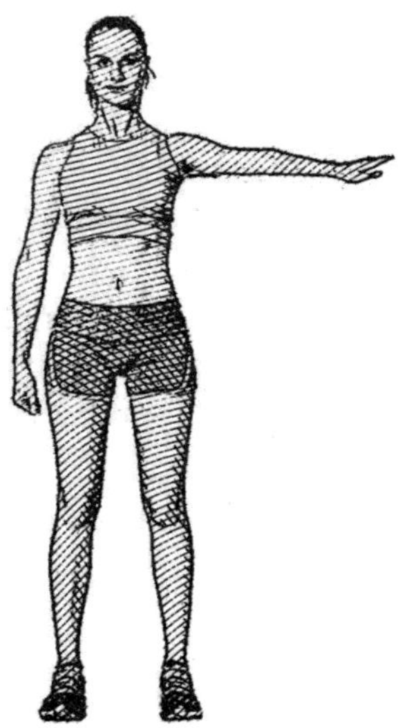

Figura 1. *Posição inicial — braço esquerdo erguido na altura do ombro, ao lado do corpo.*

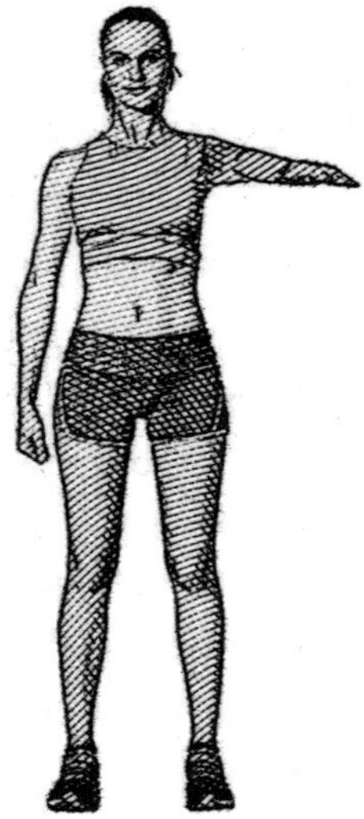

Figura 2. *Direção do movimento — braço se movimentando devagar até a frente do corpo.*

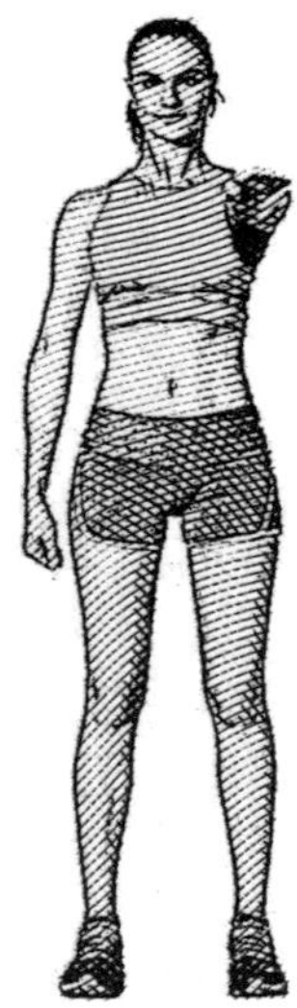

Figura 3. *Posição final — braço na frente do corpo, depois de vinte segundos de movimento.*

Este ainda não é o exercício final. A primeira vez é só para você "pegar" a velocidade em que vai mover o braço, mas não precisa ser tão preciso também.

Pronto?

Em seguida, vamos para o experimento de verdade. Dessa vez, você fará o mesmo exercício, porém de olhos fechados.

E quando começar a mover o braço, depois de uns dois segundos, enquanto o braço se move, comece a prestar atenção nas sensações de seu pé. Em seguida, atente-se um pouco à velocidade de sua respiração. Depois, repare em qualquer barulho ou ruído ao redor. Então, volte a ficar atento ao braço, que vai continuar movendo-se; por fim, abra os olhos e veja o quanto ele se moveu.

Veja só: você iniciou esse movimento de forma consciente, esticou o braço e começou a movê-lo. Depois, mesmo que você parasse de prestar atenção no braço e direcionasse a atenção a outras coisas, o braço continuou movimentando-se. E se você não movia o braço de forma consciente, então ele era movido pelo seu subconsciente, pois foi esta a última instrução que ficou com ele.

Porém, você estava no controle, se você quisesse parar o braço e terminar o exercício, a qualquer momento você poderia fazê-lo. E é assim que funciona. O consciente começa uma ação e o subconsciente a leva adiante até que o consciente decida romper com o trabalho.

Outro exemplo é quando você vai amarrar o cadarço. Você primeiro decide que quer amarrar, então se abaixa e segura o cadarço de maneira consciente. Após isso, suas mãos simplesmente fazem o movimento que termina com o cadarço amarrado. Provavelmente você conseguiria fazer isso de olhos fechados. De novo, você decidiu começar e o subconsciente terminou.

Estes são obviamente exemplos pequenos e pontuais. Pense neles como uma viagem bem curta, onde o ponto de partida é o cadarço desamarrado e o ponto de destino é o cadarço amarrado. Seu consciente já sabe que o subconsciente consegue desempenhar a tarefa, sabe conduzi-lo pelo trajeto, então você a inicia e permite que o subconsciente a termine.

No entanto, nosso objetivo aqui é fazer viagens mais longas, direcionar o subconsciente para a solução de seu desafio. O caminho é um pouco mais complexo, mas o princípio é o mesmo. Primeiro depende de você começar. Você precisa dar a direção e confiar que sua mente poderosa fará o restante.

E quais são os ingredientes necessários para começar a controlar esse cruzeiro?

O COMBUSTÍVEL PARA DAR PARTIDA NO NAVIO

Acredito que precisamos apenas de duas coisas para estarmos prontos para começar qualquer jornada. Esses dois ingredientes nos preparam para ação e nos impedem de desistir. São eles: crença e motivação.

Crença

Veja, tudo o que você faz de forma intencional é porque acredita que no final vai acontecer o que espera. Basta se lembrar de algumas situações que viveu. Por que alguém passa noites se esforçando para aquela prova, senão porque acredita que vai valer a pena conseguir o diploma? Ou por que alguém acorda cinco horas da manhã para pegar um ônibus lotado para fazer um trabalho que não gosta, senão por que acredita que isso vai dar um futuro melhor ao filho? Se não acreditarmos que vai valer a pena, nem tentamos, não é verdade?

A maioria das crenças faz parte do subconsciente. São como verdades inquestionáveis, como já explicamos. Porém, há crenças que começam a se desenvolver no consciente. Já ouviu a máxima "Contra fatos não há argumentos"? É exatamente isso; é difícil para o subconsciente negar um fato inquestionável para o consciente.

Talvez suas programações subconscientes digam que é impossível superar uma depressão em menos de seis meses. Porém, quando você começa a pesquisar e achar histórias de pessoas que conseguiram superar esse mal, após uma sessão de terapia, ou depois de começar a praticar um exercício, suas verdades começam a ser questionadas.

E se você continua buscando, e talvez conhece pessoalmente alguém que passou pelo mesmo problema que você, e essa pessoa lhe fala que resolvê-lo foi mais simples do que parece. E depois outra pessoa fala o mesmo. E em seguida você encontra mais uma evidência. Vai chegar um momento em que você estará convencido de que é possível e não vai se contentar com nada menos do que isso.

Um exemplo notável disso está no atletismo. Em 1954 era considerado fisicamente impossível um ser humano correr 1.500 metros em menos de 4 minutos. O mais próximo disso era o recorde de 4 minutos e 1 segundo, há 9 anos intacto. Até que o atleta Roger Bannister não aceitou que era impossível, ele sabia que só era preciso acreditar nele mesmo. Assim, conseguiu quebrar o marco, com o tempo de 3 minutos e 59,4 segundos. O interessante é que poucos anos depois vários corredores já conseguiam esse tempo, e hoje até corredores amadores conseguem correr 1.500 metros em menos de 4 minutos.

Portanto, busque evidências de que é possível conquistar o que você quer fazer ou se tornar. Converse com pessoas que conseguiram da maneira que você gostaria, leia livros de histórias que comprovem que é possível. Afinal, se alguém em condições iguais ou piores que você conseguiu, por que você não conseguiria?

Eu comecei a me interessar pelo tema deste livro aos 13 anos, mas na época não havia nenhum conteúdo em português na internet. Só por volta dos 16 anos, por uma curiosidade, eu busquei na internet "hypnosis" ("hipnose", em inglês) e me deparei com dezenas de artigos e fóruns dos quais participavam aprendizes que hoje são grandes nomes da área em todo o mundo. Porém, havia um grande problema: meu inglês era praticamente zero.

Como eu queria aprender inglês, a primeira coisa que fiz foi pesquisar o tempo mais rápido que era possível para aprender a nova língua, pelo menos para ler textos naquele idioma. E conheci pessoas que conseguiam compreender bem um texto em inglês com seis meses de estudo, sem cursos tradicionais. Exigia muita dedicação ao estudo, mas acreditei que era possível. Isso que importava. Contudo, faltava mais um ingrediente...

Depois que você acredita que é possível, basta se colocar em ação. Mas será que vai valer a pena tanto esforço? Isso só você pode responder.

Motivação: motivo para ação

Para uma transformação acontecer, é preciso que a motivação para mudar seja pelo menos mais forte do que as programações atuais do subconsciente. Ou seja, a vontade de mudar precisa ser mais forte do que o que mantém você como está. Do contrário, é provável que você desista no meio do caminho.

Quais são seus motivos para agir? Basicamente, é a motivação que vai carregar a pilha da força de vontade e manter você fazendo o que precisa ser feito. É por isso que muitas pessoas conseguem coisas incomuns quando estão muito motivadas.

Por exemplo, uma mulher que fuma muito, desde a adolescência, não aguenta mais ouvir o marido, os familiares e os amigos dizendo que ela não deve continuar com o vício. Ela sabe que cigarro faz mal, todo mundo sabe, mas, no fundo, está mais incomodada com essa pressão externa do que realmente motivada a mudar.

Assim, ela tenta parar uma, duas, três vezes. E nunca consegue. Até o dia em que engravida. Ser mãe sempre foi um sonho para essa mulher, que não quer colocar em risco a saúde do filho. Então, como num passe de mágica, ela deixa o cigarro de lado sem nenhum tipo de dificuldade ou abstinência. Era a motivação real de que ela precisava. Mas, depois que o filho nasce, volta a fumar.

Eu conheço pelo menos três mulheres que se encaixam perfeitamente nessa história. A motivação de ter um filho era muito maior do que a motivação do subconsciente para mantê-la como fumante.

Voltando à minha história, a hipnose e o desenvolvimento da mente eram minha paixão, eu poderia ler sobre o assunto por dez horas seguidas. Eu imaginava como seria quando eu tivesse consumido todos aqueles textos e dicas de nível internacional — na época, ainda não era comum vídeos na internet. Isso me fez buscar on-line várias dicas e métodos para aprender inglês sozinho. Resultado? Em um ano eu já estava lendo livros em inglês sobre o tema.

Então, busque a real motivação para você sair dessa infelicidade. Busque realmente por isso, porque poderá encontrar mais um detalhe que abafa sua determinação.

Ganho secundário

O que você ganha se mantendo na situação em que está? Já ouviu dizer que tudo tem um lado bom? Isso é o que chamamos de "ganho secundário". Mas o problema é se o lado bom atrapalha aquilo que você realmente quer.

Isso é mais fácil de entender com exemplos.

Imagine um funcionário público, que não aguenta mais sua função, muito menos o chefe, e desenvolve uma depressão. Por conta da doença, precisa ser afastado do trabalho, até que se recupere.

Enquanto está doente, ele fica em casa, recebendo o mesmo salário, próximo dos filhos e da esposa. Só é preciso visitar seu médico duas vezes por semana, até que receba alta. Será que esse sujeito está realmente motivado para sair da doença e voltar a enfrentar aqueles dias sofridos?

Não me entenda mal, não estou dizendo que esse sujeito seja desonesto ou sem-vergonha. Porém em algum nível da mente dele pode haver dúvidas de quanto vale a pena voltar para a situação anterior.

Também é comum se repetirem ganhos secundários muito claros em mulheres que sofrem de fibromialgia, uma síndrome que provoca dores por todo o corpo — sim, é possível utilizar a hipnoterapia no tratamento da fibromialgia. Esta é uma doença mais comum em mulheres,[31] e não é raro observarmos nelas ganhos secundários relacionados à carência de atenção do marido ou da família. Enquanto a dor existe, recebe uma atenção especial do marido, por exemplo, que diminui as horas de trabalho para ficar com ela. Então, mesmo que o

---

31. AMARAL E CASTRO, A. et al. Fibromialgia no homem e na mulher: estudo sobre semelhanças e diferenças de gênero. Disponível em: <www.acm.org.br/revista/pdf/artigos/865.pdf>. Acesso em: abr. 2018.

processo de hipnoterapia possa aliviar completamente as dores, elas acabam por retornar.

A solução? Usar a mente consciente e buscar o máximo de motivos que comprovem que sair daquela situação vai ser muito melhor. Talvez a possibilidade de mudar de emprego, começar uma nova atividade física com toda a família ou simplesmente analisar todos os ganhos secundários e se convencer de que não vale mais a pena viver na condição atual.

***

A crença e a motivação andam juntas. Você pode acreditar que muitas coisas são possíveis, mas talvez elas não façam seus olhos brilharem nem um pouco, então, não terá gana de perseguir essas possibilidades. E, por outro lado, é impossível que você fique motivado com algo que não acredita ser possível. Não importa se você vai buscar acreditar ou se empolgar primeiro, quando você tiver esses dois ingredientes em conjunto, estará no caminho da transformação.

COMO MUDAR PADRÕES COMPORTAMENTAIS EM QUATRO PASSOS

Vamos colocar em prática? Quero compartilhar uma estratégia que uso quando quero adotar novos comportamentos. Depois que eu percebo ou decido que preciso mudar algo em mim, sempre sigo esse plano de ação e percebo como funciona muito bem para aprimorar algum ponto no meu modo de agir. É o plano dos sete dias para mudar um comportamento em quatro passos.

1º passo — Encontre sua real motivação

Para começar, pare e pense: Qual é o novo comportamento que você quer adotar? Parar de se desanimar com a vida, de comer algo específico que lhe faz mal, de agir sem pensar? Ou talvez começar a ler mais, praticar uma atividade física, acordar mais cedo? Antes de se decidir completamente, reflita: Isso realmente é possível? Já pesquisou casos de pessoas que conseguiram ter a mudança que você deseja? Se alguém conseguiu, então você também pode conseguir!

Agora é hora de entender por que isso é importante para você. Por que você deseja incluir esse novo comportamento em sua rotina? O que ele pode trazer de melhoria para sua vida? Como isso mudaria você e as pessoas ao seu redor daqui a um ano? E daqui a três anos?

Anote todos os motivos que teria para passar a ter esse novo comportamento. Analise todas as possibilidades, anote o que achar relevante. Além de você, que outras pessoas se orgulhariam de sua decisão de mudar? Pense e anote tudo de bom que aconteceria agora e depois só por você ter mudado isso.

Guarde esse papel. Além de ele ser seu compromisso consigo mesmo, também carrega os porquês de sua decisão pela mudança.

2º passo — Planeje a mudança

Decisão tomada, crenças alinhadas e motivação a mil. Agora pare para pensar outra vez: Você está preparado para realizar isso todos os dias, mesmo que seja difícil trocar essa programação mental?

É importante considerar alguns pontos: comece anotando os nomes das pessoas que podem atrapalhá-lo nessa missão. Como evitar que elas o prejudiquem? Ou que o deixem desmotivado?

Terminada essa parte, vamos pensar em pontos como quanto é possível se dedicar a esse comportamento. Um conselho: comece devagar, seja realista, estabeleça metas possíveis de serem executadas. Um exemplo simples: se o comportamento desejado é parar de ingerir açúcar, então comece eliminando aqueles doces da sobremesa que você nunca deixa passar, para o impacto não ser tão grande nessa etapa inicial.

Próximo ponto: anote as situações que podem lhe atrapalhar no cumprimento do plano. E pense como você vai manter seu comportamento mesmo nessas situações.

No caso do açúcar, por exemplo, imagine a seguinte situação: na semana do início da execução do plano haverá o casamento de uma amiga, com um incrível buffet de doces. Já que esperou até aqui, talvez não valha a pena esperar mais uma semana para começar?

Pense bem a respeito. Seu mundo não vai cair se você decidir adiar o início do plano de mudança por um tempo. O mais importante é fazer bem-feito, começar e não mais parar.

E o último ponto do planejamento: Como você manterá o compromisso com essa decisão mesmo naqueles dias desafiadores?

Voltando ao exemplo, quando for convidado para festas novamente, como você agirá? Avisará seus amigos sobre sua dieta? Comerá bem em casa, para perder o apetite pelos doces?

Depois de tudo planejado, visualize a seguinte cena: você tendo cumprido seu plano, com todas as metas alcançadas. Realmente imagine o resultado, tudo aquilo que pensou no passo anterior. Você se olhando no espelho e se sentindo muito especial. Agora, imagine você anunciando a novidade para as pessoas mais próximas. Veja na sua mente como elas estão orgulhosas de você, felizes com sua mudança. Visualize-se comemorando, afinal, você conseguiu, parabéns! Sinta-se bem por isso!

Como você já sabe, a imaginação acessa o subconsciente. Essa visualização vai ativar mais sua motivação e sua força de vontade, e você pode repeti-la sempre que desejar.

3º passo — Comece

Chegou a hora de começar. Faça um esforço, não perca o foco. Fique de olho em sua programação mental, pense nos muitos ganhos que você terá. O primeiro objetivo é se manter sete dias no controle.

Registre o processo, anote a conquista de cada dia. Pensando em lhe ajudar, ofereço o acesso ao aplicativo PlenaMente gratuito,[32] desenvolvido exclusivamente para apoiar a execução de seu plano de mudança.

Tenha orgulho de cada conquista. Sinta-se feliz a cada dia que marcar que seguiu com seu compromisso.

32. Para baixar o aplicativo, acesse: michaelarruda.com.br/plenamente.

Quando atingir a marca dos sete dias em construção de seu hábito, comemore o feito. Por mais simples que seja a comemoração, não deixe passar em branco. Reserve parte do seu dia para fazer algo que você adora, mas não faz há muito tempo, como ver um filme legal, se dar um presente, sair com um amigo que você não encontra há meses. Pode ser até tirar uma hora do dia para ficar sozinho, relaxar, agradecer a Deus pela conquista. É você quem sabe qual é a melhor forma de festejar o resultado alcançado.

Mas atenção: esse momento não pode significar um boicote à sua mudança de rotina. Não dá para comemorar a ingestão de menos açúcar no dia a dia comprando uma barra de chocolate de sua marca predileta. Fuja dessas ciladas.

Para continuar o plano de ação, repita todas as semanas a visualização da conquista e do reconhecimento das pessoas queridas, e as etapas que viu aqui. Este vai ser um combustível para você seguir em frente, sem desistir do grande plano.

Pense no desafio dos sete dias como uma ferramenta para lhe dar capacidade de transformar a própria vida. Este é o primeiro passo.

Seguindo bem os passos estabelecidos, qualquer meta pode se encaixar perfeitamente em sua vida. Apenas decida o que vai ser e procure as motivações reais para a mudança.

PARA DAR UM GÁS NA MOTIVAÇÃO

Em nosso aplicativo PlenaMente, outra sugestão disponível para você fechar com chave de ouro a primeira grande vitória é utilizar a *hashtag* #7diasnocontrole. Veja lá como é legal essa possibilidade!

Você quer, você pode. Não se esqueça: sua vontade parte da mente consciente e o subconsciente continua a conduzi-la, assim, a reprogramação acontece e se torna cada vez mais natural. Mais uma vez, é algo simples de se fazer; talvez não seja fácil, mas simples é! Você consegue.

Mas, para ajudar ainda mais e deixar tudo um pouco mais fácil, que tal utilizarmos a hipnose para mudar a programação aí, direto no subconsciente?

Achei que você gostaria disso, por isso, nesse aplicativo você vai encontrar também áudios de auto-hipnoterapia, com os quais eu o ajudo a reprogramar direto na fonte da sua mente.

FINALMENTE, EM PAZ COM A BALANÇA

Passar a comer menos e perder aqueles quilinhos a mais é, sem dúvida, um desafio e tanto. Nesse ponto, temos lá no fundo, no nosso inconsciente, um pouco da programação aprendida nos tempos das cavernas, nas quais era preciso comer enquanto havia alimento. Depois o corpo fazia de tudo para estocar esse alimento em forma de gordura. Afinal, não se sabia quando haveria comida novamente.

Acontece que, em alguns casos, além dessa memória ancestral em prol da comilança, há outros fatores em jogo. Questões realmente difíceis de serem resolvidas.

É exatamente essa a história da Cláudia. Aos 21 anos, ela era solteira e estava vinte quilos acima do peso ideal.

Já havia procurado emagrecer por cinco vezes, seguindo métodos diferentes em cada uma dessas tentativas. Não deu certo e a frustração só aumentava. Ela se sentia fraca, ansiosa, impotente diante da situação.

Para Cláudia, era como se cada pessoa que cruzasse seu caminho a estivesse julgando o tempo todo. Ela não se sentia atraente, muito longe disso. Achava que homem nenhum se interessaria por ela. Não gostava de se olhar no espelho. Comprar roupas, então, nem pensar! Só entrava em alguma loja quando as calças e blusas — sempre folgadas — que ela usava para trabalhar pareciam velhas demais. Não havia prazer algum nisso, pelo contrário.

Depois de dois anos fazendo terapia com uma psicóloga, decidiu, com o apoio dessa profissional, conversar com um hipnoterapeuta. Estava claro que a obesidade de Cláudia só podia ter origem em questões mais profundas, guardadas em sua mente subconsciente. E lá foi ela, com disposição para entender o que de fato estava acontecendo.

Na hipnoterapia, ela descobriu que havia sido vítima de abuso cometido por um tio quando tinha apenas 6 anos, num dia em que seus pais não estavam em casa. Na ocasião, o abusador disse para ela que "papai e mamãe iam ficar muito tristes" se soubessem que Cláudia "quis brincar" daquela maneira. Por isso, ela nunca deveria falar sobre o assunto com ninguém.

Diante disso, a mente subconsciente daquela moça entendeu que ela não poderia mais ser chamada de "lindinha" pelos pais e familiares, afinal, alguma coisa havia mudado. Existia um segredo, acompanhado de uma dose enorme de culpa, mesmo sendo ela a vítima.

Dali em diante, ela não queria que nenhum outro homem a fizesse sentir como aquele tio a fez sentir. O subconsciente, então, ocupou-se de tentar tirar de Cláudia aquilo que a fazia se sentir desejável. Era, como já sabemos, uma forma de proteção.

O resultado é que hoje, felizmente, Cláudia não tem mais ansiedade e compulsão por comida. Ela agora come menos, sente-se saciada mais rapidamente. Eliminou quinze quilos em seis meses, sem grandes esforços, sem perceber.

Outra mudança significativa foi começar a fazer atividade física, mais especificamente natação, por se sentir "muito parada".

Hoje se considera uma mulher bonita e atraente. E livre daquilo que a atormentava.

SEMENTE DE SEU PROBLEMA

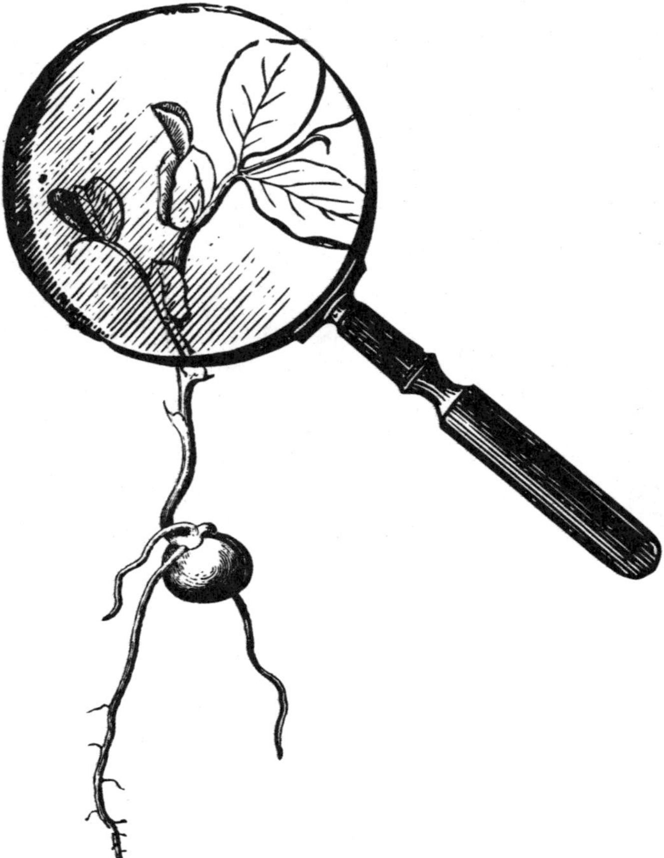

Não adianta querer colher, se não estiver disposto a semear — Citação atribuída a Paulo Samuel.

Você já entendeu que vivemos à mercê da programação subconsciente. Agora vamos entender de fato como essa programação acontece e o que podemos fazer para mudar parte dela.

Nosso subconsciente é como um jardim aberto com espaço para diversas árvores. Tudo se inicia com um solo fértil, porém vazio. Ao longo do tempo, a vida vai plantando sementes de diversas qualidades e espécies. As pessoas que passam vão regando e cuidando da terra como querem. Passado mais um tempo, já com os brotos crescendo, os passantes ainda podem podar os galhos e retirar as pragas. E, depois de alguns anos, os frutos começam a surgir.

Porém, a copa da árvore, onde estão os frutos, já é alta o bastante a ponto de o consciente poder enxergá-los. O problema é que ele consegue enxergar apenas os frutos, e não as raízes. É preciso entender que tudo se baseia em uma sequência de causa e efeito.

NOSSA MENTE, ASSIM COMO UMA ÁRVORE, É FORMADA POR ESTÁGIOS, COM RAMIFICAÇÕES CRESCENDO POR VÁRIAS DIREÇÕES. A MANEIRA COMO É CULTIVADA, DEFINE COMO SERÁ SEU CRESCIMENTO.

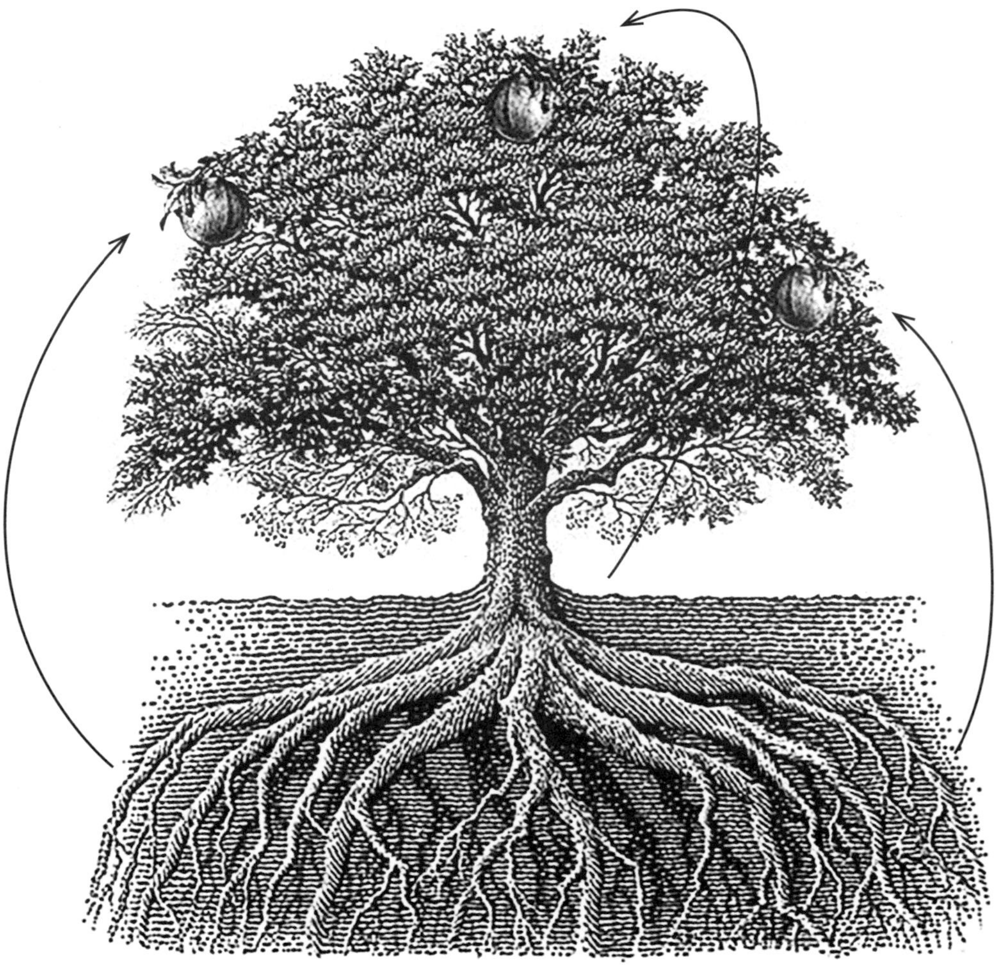

A criança nasce com a terra limpa. Uma experiência, um trauma, ou mesmo uma bronca de seu responsável pode ser uma sementinha plantada no solo fértil do subconsciente. Em sequência os irmãos, os colegas da escola ou os professores são pessoas que vão regando aquela sementinha e jogando adubo. Depois, os colegas de trabalho, o chefe ou o companheiro são aqueles que podem liberar o espaço para a árvore crescer. Assim, quando menos se espera, nasce a fruta.

Agora, multiplique isso por milhões de sementes, algumas iguais e outras diferentes, jogadas em diversas partes do jardim. E cada pessoa que visita esse jardim mexe em vários brotos e partes de terras, sem saber o que está fazendo. Este é seu subconsciente se desenvolvendo.

E, para deixar a situação ainda mais interessante, quando as frutas começam a nascer, todo mundo aparece para julgar e dizer o que você deve fazer com elas. E se você não compartilhar da mesma opinião, ainda jogam sementes de erva daninha em seu terreno.

EVENTOS CAUSADORES

Agora, vamos falar um pouco mais sobre isso.

O primeiro conceito que vamos apresentar sobre esse ponto é o evento causador inicial (ECI). É ele quem cria as primeiras impressões no cérebro sobre determinado fato. Depois vem o evento causador subsequente (ECS), que reforça o ECI, o impacto causado por ele. Em terceiro lugar vem o evento causador final (ECF), que traz o problema para a consciência.

Numa analogia simples de entender, o ECI seria o momento em que o ralo de uma pia fica obstruído. O ECS é cada pingo que vai fazendo essa pia encher até a borda, e o ECF é a gota d'água que faz a pia transbordar.

É quando um parente nos diz que entrou em depressão quando perdeu o emprego. A demissão dessa pessoa foi apenas a última gota. O problema provavelmente começou há muito tempo, na infância, quando perdeu um parente querido, por exemplo, um evento traumático. E, ao longo da vida, cada situação de falha pode ter sido um ECS, como uma nota muito baixa em uma prova, uma situação de bullying na escola, a traição de uma namorada e por aí vai. As experiências negativas foram empilhando-se, até que, por fim, ele perde o emprego e o subconsciente diz: "Chega! Não aguento mais!".

O ECF é, muitas vezes, fácil de identificar. Quase todo mundo que tem medo de falar em público se lembra do dia em que a voz sumiu na hora de apresentar um trabalho importante, por exemplo.

É realmente a gota que pinga e faz a pia transbordar, não a causa. É o sintoma do qual tomamos conhecimento em determinada época da vida. Quando nos conscientizamos, pela primeira vez, que algo em nós não vai bem.

O que nós não conseguimos é imaginar que a causa real do que nos incomoda está lá trás. Que houve um evento causador inicial que foi potencializado por uma série de eventos subsequentes e, de repente, acontece algo que nos machuca de novo e nos damos conta do problema.

Como já foi dito, tudo é uma questão de causa e efeito.

Tudo pode deixar marcas. E dos modos mais inesperados. Nas sessões de hipnoterapia, não é comum que exista uma conexão direta entre os problemas relatados pelas pessoas e sua origem. A mente subconsciente tem lá suas artimanhas, sabemos, faz as conexões mais inusitadas a fim de nos proteger.

Dave Elman já dizia há décadas que a verdade por trás de cada sintoma pode ser encontrada na mente subconsciente. Para ela, não faz diferença o que acreditamos ser a causa do problema. Só ela tem conhecimento a respeito disso.

Aprendi uma fórmula muito simples com o Hansruedi, CEO da OMNI Internacional, sobre como explicar o aprendizado do subconsciente:

Evento + Emoções = Programação

O cérebro está sempre aprendendo e tentando entender o que acontece conosco. Por isso, armazena tudo e tira suas conclusões. Esse modelo funciona bem na maior parte do tempo, mas algumas exceções podem nos trazer problemas pela vida toda. E todos os casos dessas pessoas que você leu até agora são exemplos disso.

Cientistas da epigenética já começam a comprovar como os eventos que acontecem na infância têm uma influência enorme em toda a vida. A epigenética explica como nossas predisposições genéticas podem ser ativadas ou desativadas, de acordo com os fatores ambientais e emocionais que vivemos.

Em pesquisas de Moshe Szyf, geneticista pioneiro nesse campo, e seus colaboradores, foi mostrado que é possível ocorrer alterações no DNA por fatores como a qualidade do cuidado materno nos primeiros anos de vida ou a exposição a maus-tratos na infância.[33]

Em uma palestra do TEDx, Szyf diz: "O DNA não é apenas uma sequência de letras; não é apenas um roteiro. O DNA é um filme dinâmico no qual nossas experiências estão sendo gravadas".[34]

Se a interpretação traumática que damos aos fatos consegue nos influenciar negativamente nesse nível, logo a reinterpretação desses mesmos fatos pode fazê-lo não ser mais traumáticos. Este é o poder que a hipnoterapia tem.

Os hipnoterapeutas não fazem diagnósticos, mas ajudam as pessoas a descobrirem os eventos ou emoções que estão causando a programação indevida. Por isso, eu particularmente acredito que essa área tem muito a crescer, tanto em número de pessoas que terão interesse em se beneficiar da hipnoterapia como de profissionais na área e de pesquisas científicas.

Voltando à fórmula da programação subconsciente, os eventos podem acontecer de dois jeitos apenas: sozinho ou com pessoas envolvidas.

---

33. GOUIN, J. P. et al. Associations among oxytocin receptor gene (OXTR) DNA methylation in adulthood, exposure to early life adversity, and childhood trajectories of anxiousness. Disponível em: <www.ncbi.nlm.nih.gov/pubmed/28785027>. Acesso em: abr. 2018.

34. SZYF, Moshe. How early life experience is written into DNA. Disponível em: <www.ted.com/talks/moshe_szyf_how_early_life_experience_is_written_into_dna>. Acesso em: abr. 2018.

O primeiro é uma situação isolada que lhe causou um impacto emocional; por exemplo, você ficou preso no elevador quando criança e isso causou claustrofobia — desconforto em lugares fechados.

O segundo é uma situação envolvendo uma pessoa que lhe causou esse impacto — mais comum —, por exemplo, o caso da Cláudia, no final do capítulo 9.

Agora, talvez você esteja se perguntando: Mas, afinal, como fazer o subconsciente entender que essa programação não está fazendo bem e mudá-la?

A resposta é: dando a oportunidade de o subconsciente observá-la novamente, esclarecê-la melhor, para então jogar fora as emoções que não fazem mais sentido.

O desafio é fazer isso sozinho, ainda mais sem conhecer técnicas de auto-hipnose. Por isso criei o aplicativo PlenaMente para lhe ajudar. Você não está sozinho, eu poderei guiá-lo em alguns processos quando você quiser.

O VALOR DO PERDÃO

Como já sabemos, a maior parte dos problemas que nos afligem se origina de uma situação envolvendo outra pessoa. E nesse momento nós sentimos raiva, medo, ódio, mágoa ou qualquer outra emoção negativa. O problema surge quando essa emoção fica contida e o subconsciente começa a agir com base nela.

A solução, então, é liberar essa emoção presa, que nos causa tanto mal. Porém, liberar de forma verdadeira, tirar essa emoção do subconsciente. A isso damos o nome de "perdão".

Perdoar é muito mais do que desculpar. Perdoar é entender que aquela pessoa também é resultado das próprias programações subconscientes. Ela não tinha consciência do que isso tudo lhe causaria, a vida dela a fez assim. Perdoar é "apenas" isso, e para isso você não precisa passar a concordar com o que ela fez, e muito menos voltar a ter contato com essa pessoa por exemplo. É apenas deixar esse sentimento negativo ir embora.

Este é o valor do perdão. Li certa vez que perdoar não é libertar quem lhe fez mal, mas libertar-se do mal que lhe fizeram. Achei perfeito e tem tudo a ver com o que nós estamos tratando aqui.

Não é possível fechar uma ferida, mudar uma programação mental, sem a disposição de deixar para trás o que nos machucou. Não perdoar é seguir amarrado ao passado. Os bons hipnoterapeutas deixam isso muito claro para quem os procura.

Neste momento, ainda não espero que você entenda o que é perdoar. O que você leu aqui é um entendimento consciente. Porém, o perdão é o um processo subconsciente, só é possível se houver emoção. Apenas quem já perdoou realmente sabe o que é isso. Quando acontece, você pode sentir sinais em seu corpo, é como uma sensação de alívio. É comum falarem que parece que foi tirado um grande peso das costas.

Você gostaria de sentir isso? Quer impactar seu subconsciente desse jeito? Em algumas páginas, você terá essa oportunidade. Mas, antes, quero contar uma história bem emocionante, para você ver como o perdão pode impactar uma vida. Lembrando que todas as histórias contadas aqui são reais. São casos de clientes meus e alguns de meus alunos. Então, vamos ver a história do Fábio.

O ÚLTIMO "EU TE AMO" ANTES DA MORTE

Aos 33 anos, ele se sentia muito ansioso antes de qualquer compromisso ou tarefa importante. Ficava nervoso.

Se havia alguma viagem marcada, mesmo que a lazer, com a esposa, ele já ficava mexido dias antes, inquieto, desconfortável. Chegou ao ponto de desistir de sair de sua cidade algumas vezes, veja você.

Em seu processo de hipnoterapia, ele se viu diante de uma mistura de sentimentos. Aos 3 anos, estava no velório do pai, minutos antes de o caixão ser fechado. Fábio não queria deixá-lo ir embora, mas, ao mesmo tempo, sentia raiva dele.

Seu pai tinha morrido num acidente de carro, por negligência. Na família, ele era conhecido por ser imprudente ao volante e correr muito. Sua mulher não se cansava de pedir que ele fosse mais cauteloso. O motivo de tanta ansiedade do Fábio estava ligado ao fato de ele ter perdido alguém amado, de forma repentina, sem poder fazer nada para impedir. Sendo assim, o subconsciente provavelmente entendeu que era melhor evitar do que correr riscos.

Para resolver a questão, o subconsciente do Fábio, durante a sessão, permitiu a criação de uma realidade imaginária: a cena do Fábio atual diante do leito de morte do pai, em seus últimos minutos de vida, tendo a chance de dizer a ele algumas palavras.

"Pai, mas por quê? Por que você fez isso? De novo, pai, de novo! Você vai morrer e está me deixando sozinho. A mim e à mamãe. Pai, nós ficamos desamparados agora. Eu odeio você! Por que fez isso comigo? Você tinha prometido que sempre ficaria comigo! Por quê, pai? Por quê? Você não podia! Não é justo! Você não podia!"

Em seguida, seu pai pegou sua mão e respondeu em prantos:

"Meu filho! Você sempre foi tudo para mim! Eu queria ser um exemplo para você, mas não consegui! Eu sempre fui muito inseguro. Eu corria porque achava que assim estava me afirmando como homem. Fui um idiota, filho. Não sabia a gravidade daquilo que estava fazendo, não pensei que pudesse acabar assim e deixar você e sua mãe. Saiba que, em meu coração, nunca quis magoar vocês, as pessoas que eu mais amo e sempre vou amar. Eu fui um fraco, eu sei! Você não merece isso! Por favor, meu filho, me perdoe! A única coisa que me resta agora é o seu amor e o de sua mãe. Me perdoe! Me perdoe!"

Percebendo a dor do arrependimento de seu pai, e já o vendo suspirar em seus últimos minutos de vida, Fábio o abraçou enquanto falava em prantos:

"Pai! Eu te amo tanto, pai! Eu entendo você. Está tudo bem. Eu e mamãe vamos ficar bem. Eu te perdoo! Eu te perdoo! Eu te perdoo! Eu te amo mais que tudo, papai! Eu te perdoo!"

Nesse momento o pai de Fábio deu um sorriso de amor e de

alívio e falou: "Eu te amo para sempre e sempre estarei em seu coração". Estas foram suas últimas palavras para seu filho.

Isso tudo foi real? Para Fábio foi. Lembra que a mente não consegue distinguir o real do imaginário? E isso se torna muito mais intenso quando se está em contato direto com o subconsciente por conta da hipnoterapia.

Depois de abrir os olhos, no fim da sessão, Fábio se sentiu nadando num oceano de lágrimas. Elas pareciam pular dos olhos, ele nunca tinha se sentido assim, tão emocionado. Até o seu corpo parecia mais leve, os ombros relaxados, uma emoção muito boa, única. Era a sensação da leveza, do perdão, de ter liberado uma raiva que ele nem sabia que sentia pelo pai.

Agora a vida podia seguir em paz. Ele relata atualmente que 80% daquela ansiedade de antes não existe mais. Os 20% que ficaram acredita que é o normal que todos sentimos. O melhor é que nenhuma viagem nunca mais foi cancelada.

Isso que aconteceu com o Fábio é muito mais comum do que se pensa. Muitas vezes temos sementes de mágoas plantadas em nosso jardim, de que ainda não nos demos conta. Principalmente quando perdemos alguém de forma repentina, sem termos tempo de nos despedir e mostrar nossos sentimentos.

ACESSE HOJE O PODER DO PERDÃO

Agora é a hora de você refletir e ter a oportunidade de se beneficiar do poder do perdão. Lembre-se de que perdão é esclarecer aquela mágoa e deixá-la para trás, de forma verdadeira. Após ler a história do Fábio, provavelmente você soube quem você quer ou precisa perdoar.

Se ainda não sabe, não tem problema, eu o ajudo a descobrir.

O primeiro passo é não se preocupar em como seu desafio ou infelicidade atual se relaciona com a necessidade de perdoar alguém. O subconsciente não é linear, ele tem sua própria forma de conectar os pontos. Sem minha ajuda, Fábio nunca saberia que seu problema de ansiedade estava ligado ao acidente de seu pai, e muito menos que sentia raiva do pai por isso.

Apenas pense em alguma situação que talvez tenha ficado mal resolvida com alguém e você se sentiu injustiçado, magoado ou talvez com raiva. Por exemplo, com um amigo, um parente, um funcionário ou até mesmo um sócio.

Ou talvez você não precise encontrar agora um sentimento "pesado". Você pode querer perdoar simplesmente por não ter compreendido alguém em algum momento que foi preciso. Isso acontece, por exemplo, se você já teve que deixar ou foi deixado por alguém que amava, como em um relacionamento amoroso, ou mesmo alguém que morreu e deixa saudades.

Também posso dizer que quase sempre — para não dizer sempre — nosso subconsciente guarda algum mal-entendido relacionado a nossos pais. São as pessoas que mais amamos na infância e de quem mais esperamos receber amor. Então, muitas vezes uma bronca na hora errada, por mais que depois entendamos de forma consciente, deixa uma cicatriz.

Posso contar um exemplo meu. Antes de me casar, minha noiva morava em Juiz de Fora, MG. Certo dia, eu estava ministrando um treinamento em São Paulo e, assim que acabei a aula, como de costume, voltei rapidamente para o hotel. Minha intenção era ligar para minha noiva o quanto antes e passar o resto da noite conversando com ela. Como ela estava já alguns dias longe de mim, e com muitas saudades, ela falou em certo tom de brincadeira que eu precisava me preocupar mais com ela, que não estava dando muita atenção.

Nesse momento, fiquei muito nervoso. Surgiu uma raiva inexplicável dentro de mim. Obviamente, por eu conhecer como a mente funciona, fui atrás da explicação. Quando eu era criança, não gostava muito de ajudar com as tarefas domésticas, nem mesmo com a bagunça que eu mesmo fazia. Porém, algumas vezes a consciência batia e eu pegava para fazer algo, de boa vontade. E, em algumas dessas, quando minha mãe estava nervosa, ela falava que eu devia me preocupar mais com minhas coisas. E no momento, eu sentia que meu esforço não estava sendo reconhecido, e uma pequena emoção ia se acumulando. E a gota d'água para essa emoção transbordar de meu subconsciente foi em um momento comum, quando minha noiva não tinha reparado meu esforço para ficar com ela.

Quando eu descobri isso, minha mãe já era falecida havia alguns anos. Porém, o alívio e a emoção de falar mentalmente a ela que eu a perdoava foi tão real como se ela estivesse comigo no momento.

O que quero dizer é que se você ainda não encontrou alguém que precise perdoar, apenas imagine seu pai ou sua mãe, e deixe vir algum momento em que eles o deixaram emocionado negativamente.

A CARTA

Com a pessoa e o fato em mente, agora, gostaria que você pudesse se conectar a essa dor que pode ser curada por meio de uma experiência que, apesar de simples, carrega um grande poder de transformação: uma carta!

Quero propor que você tenha uma experiência real de perdão usando estas páginas como o suporte para descarregar aquilo que tanto pesa em seu coração. Essa experiência se divide em duas etapas:

1ª etapa — Conecte-se com sua história

Para prepará-lo para este momento, disponibilizei um áudio que o vai conduzir para um momento de profunda conexão consigo mesmo e com a situação que você passou com essa pessoa. Basta acessar o aplicativo PlenaMente e ouvir o áudio "A carta". Antes de começar, tenha uma caneta ou um lápis — sem borracha — na mão, e leia todo o exercício até o final. Faça isso num momento em que esteja relaxado, a sós e em que não terá interrupção. É importante!

2ª etapa — A carta

Este é o momento de deixar essa dor ir embora. Nesta carta, você irá expressar tudo o que sentiu e perdoar a pessoa que se fez presente nesse momento de sofrimento. Eu sei, pode ser difícil, mas está na hora de deixar esse peso ir embora.

Assim que terminar de ouvir o áudio, pegue a caneta e comece a escrever tudo o que essa pessoa o fez sentir. Não é sobre o outro, não é sobre julgar ninguém, é apenas sobre ser sincero consigo mesmo, escrevendo o que você sentiu naqueles momentos.

Assim que começar a escrever, deixe a mão fluir. Não precisa ficar pensando sobre a melhor forma de dizer. Escreva sem apagar ou rabiscar nada. Não se preocupe, você não terá que mostrar isso para ninguém. Este é seu momento de colocar no papel tudo o que sentiu. Depois de algumas linhas, estará pronto para deixar isso para trás e escrever que perdoa.

Nas próximas páginas, há algumas linhas para você escrever esta carta, mas, se preferir, pode usar uma folha à parte. Só é fundamental que seja escrita à mão, e não digitada.

Para ajudá-lo, leia as palavras a seguir:

Querido(a),

Saiba que o tempo passou, a vida mudou e eu decidi pensar melhor nos meus sentimentos. Você me fez sofrer, me decepcionou. Encheu minha vida de dor e mágoa, nada foi fácil. Eu confiava em você, jamais poderia esperar tanta desilusão. Eu senti raiva de você! Eu senti nojo! Mas tudo passa neste mundo. E estou cansado de carregar mágoas dentro do peito. Esse pesar acaba com o ânimo de qualquer um, faz o estômago embrulhar, eu não aguento mais.

Porém, hoje entendo que somos vítimas de nossa programação. Provavelmente você, agindo assim, tenha sido mais infeliz do que eu fui. Só você sabe os motivos que o levaram a agir do modo que agiu. Errar, erramos todos. E nem sei se você considera o que fez comigo um erro. Não importa. Paciência, cada um sabe o fardo que carrega. Você me fez sofrer, mas eu o perdoo. É isso que quero dizer: Eu o perdoo e o liberto. Não quero carregar mais esse rancor dentro de mim. Você está perdoado. Seja feliz. Eu o perdoo. Siga em paz seu caminho. A trajetória de cada um é feita de altos e baixos. Passou. Vamos em frente.

Um abraço!

Agora é sua vez.

Caneta na mão? Escute o áudio e, em seguida, comece a escrever tudo o que sentiu e, quando estiver pronto, perdoe.

Parabéns!

Tudo o que você escreveu tem um valor inestimável. É você em contato com seu interior, com o subconsciente. Você liberou algo que de alguma forma o machucava. É natural que comece a perceber melhoras e mudanças positivas em você a partir de agora. Você merece o melhor!

CAPÍTULO II

ARRANCANDO AS RAÍZES NEGATIVAS

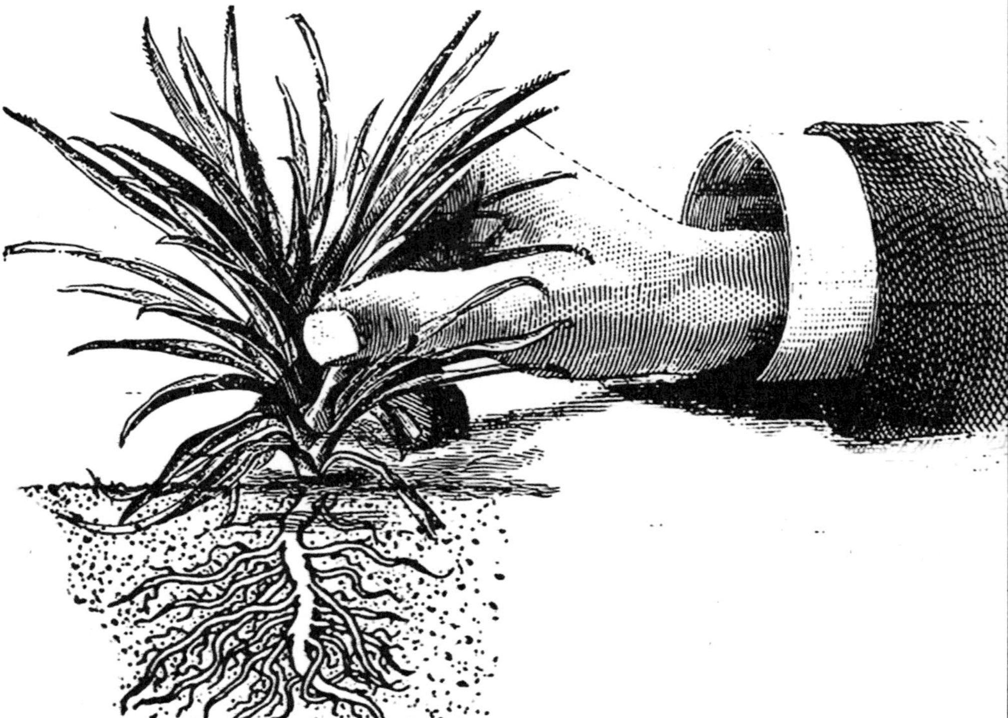

Certo dia, o mestre recebeu a visita de um homem, uma pessoa deprimida. Tão logo chegou, foi convidado pelo sábio para sentar e tomar um chá.

"Mestre, ando revoltado. Lembro-me o tempo todo do mal que já me fizeram e isso acaba comigo. Sinto-me triste e furioso..."

Sem piscar, o mestre respondeu:

"Perdoe e esqueça."

O homem não acreditou no que ouviu.

"Senhor, eu não sou feito de pedra. Como pode dar um conselho assim para alguém como eu, que já sofreu tanto? Estou muito magoado e ferido para simplesmente perdoar e esquecer."

Foi quando o mestre concluiu:

"Então eu vou te dar outra opção: não perdoe e não esqueça. Tenha sempre na memória cada detalhe do que te fez sofrer no passado. Sonhe com isso até não conseguir mais dormir, até ter que tomar remédios. Chore e tenha muita pena de si mesmo. Perca peso e fique com uma aparência pálida e abatida, faça com que todos os seus amigos se preocupem com você. Pare de falar sobre momentos felizes e interrompa as pessoas para reforçar o quanto você é triste e injustiçado. Aproveite e deixe que isso se agrave para uma ansiedade, gastrite ou enxaqueca, assim você sempre se lembrará do mal que lhe fizeram. Se você acha que este é o melhor caminho a seguir, vá em frente. Boa sorte."

Parabéns mais uma vez. Por você ter feito o exercício do capítulo anterior, já neutralizou algum evento causador que influenciava sua vida negativamente. Você arrancou alguma raiz indesejada do seu jardim, ou, no mínimo, cortou os galhos dessa árvore que produzia frutos indigestos.

A percepção de como isso vai impactar sua vida é responsabilidade de seu consciente. Algumas pessoas vão percebendo ao longo do tempo como as coisas estão mudando, enquanto outras conseguem até prever o que mudará antes mesmo de acontecer.

Neste ponto, você já percebeu como o subconsciente funciona, já viu a lógica dos ECI, ECS e ECF. E entendeu, além de sentir na pele, que perdoar as pessoas ligadas a esses eventos pode impactar em diversos níveis de sua vida.

Com base nessa história relatada na página anterior, agora vamos dar um passo adiante e conversar um pouco sobre ressignificar o restante das nossas programações negativas. Sobre arrancar as raízes das nossas dores e criar um jardim mais saudável e feliz.

Este é o objetivo da hipnoterapia, ir direto ao ponto, à base dos dilemas, e nos oferecer um novo modo de sentir e agir.

Numa sessão com um hipnoterapeuta, cada emoção ou memória apresentada pela mente subconsciente será analisada para ganhar novos significados. A pessoa tem, então, a chance de voltar a fita, ver-se diante da situação que a fez mal e trabalhar aqueles sentimentos à luz das referências que tem hoje, do que sente no momento e do que quer para sua vida futura. É um trabalho muito bonito e intenso. Quem passa por isso não consegue se esquecer do que sentiu.

Dessa forma, o evento causador inicial, o nosso já conhecido ECI, é neutralizado. Essa neutralização não significa que você não se lembrará mais do que aconteceu no passado. É como se você se lembrasse de um filme triste que assistiu há muito tempo. Você pode até contar a história do filme, mas provavelmente não se emociona mais como no momento em que o assistiu. Ele simplesmente se torna neutro.

A energia negativa associada ao ECI é eliminada de modo a não incomodar mais. Assim, o subconsciente não precisa continuar o protegendo daquele evento e daquela emoção. Então, se torna possível — e simples — para a mente aprender ou ser programada a lidar com aquilo de forma positiva.

A PESSOA MAIS IMPORTANTE

No capítulo 10 você aprendeu que o perdão neutraliza na mente o mal que alguém lhe causou. Mas agora você deve estar percebendo que, independentemente da causa ou do tamanho do problema, seu subconsciente também é o responsável por isso, não é verdade?

Em outras palavras, você causou todos seus problemas e sua infelicidade.

Ainda mais importante do que perdoar aquele que o magoou é perdoar a pessoa mais importante do mundo: você mesmo. Quando fazemos isso, neutralizamos diversos eventos negativos que estão nos influenciando.

Quantas vezes já erramos, nos arrependemos ou nos frustramos por conta de nossas próprias ações?

Por mais que você seja um daqueles otimistas, assim como eu, que acredita que todos os passos e erros do passado nos levaram ao que somos hoje, isso é a mente consciente, a razão ligando os pontos para sermos felizes. Isso é ótimo. Porém, no momento em que erramos e nos culpamos, essa emoção fica guardada na mente interna.

Em nível subconsciente, devemos ter milhares de pequenas frustrações, culpas e arrependimentos. E está tudo bem. Na verdade, em geral isso é bom. É assim que nossa mente se baliza para continuar nos impulsionando em direção à felicidade e nos afastando da tristeza.

O problema é quando há uma dessas emoções em intensidade maior, ou que não foi bem resolvida quando surgiu. Então, aquilo passa apenas de forma consciente, porém o subconsciente a fica remoendo e vivendo de acordo com aquela dor.

Foi assim no caso do Flávio, de 25 anos. Veja o que aconteceu com ele.

ELE SÓ QUERIA SER ACEITO

Homossexual, ele não se sentia aceito. Carregava toda a culpa do mundo no peito por conta de sua orientação sexual, por isso permanecia "no armário". Pior ainda: não se sentia merecedor da felicidade e de suas conquistas profissionais. Muito menos de um relacionamento amoroso sincero e equilibrado.

Quando a família o perguntava quando ele arrumaria uma namorada, a tortura era ainda maior. Mesmo se algum amigo ou parente simplesmente o elogiasse, ele não ficava bem. E só tinha um pensamento: "Essa pessoa não sabe o que fala, se me conhecesse de verdade não me elogiaria".

Não por acaso, tinha dificuldade de fazer amigos. Achava que qualquer um, a seu lado, estaria "perdendo tempo". Por isso, sentia-se solitário, mas pensava que precisava se conformar com isso, afinal, considerava-se apenas um perdedor.

Até que teve a oportunidade de passar por uma sessão de hipnoterapia para descobrir o porquê de tanta desvalorização.

Foi quando ele se viu criança, aos 5 anos. Num momento que começou a chorar por conta de uma dor de cabeça forte. O pai, preocupado, pegou o carro para levá-lo ao hospital e saiu disparado. No caminho, talvez pela pressa e pelo desespero do pai, o carro entrou debaixo de um caminhão. O pai morreu na hora por conta do acidente.

Na mente inocente de uma criança, o sentimento que surgiu no momento foi culpa: se não fosse por aquela dor de cabeça, talvez pelo choro, seu herói ainda estaria vivo.

Aos 12 anos foi quando ele começou a sentir atração por meninos, e sempre se colocando na obrigação de agradar e fazer as vontades dos coleguinhas na escola, deixando sua própria opinião de lado. Durante a sessão, ele mesmo entendeu que isso o fazia se sentir aliviado. Era uma forma de abafar o peso na consciência que sentia pela perda do homem que lhe deu a vida.

Durante o processo, Flávio pôde estar — dentro da mente dele — nos últimos momentos de vida de seu pai. E, aqui, a cena foi o oposto do caso já demonstrado.

"Pai! Me desculpa! Eu não queria que fosse assim! Eu não devia ter chorado por causa de uma dor. Eu causei toda essa tragédia! Eu não sabia o que estava fazendo. Me perdoe." Ele soluçava enquanto dizia isso de olhos fechados, imerso em sua imaginação durante a hipnoterapia.

"Meu filho, nada foi culpa sua. O caminhão entrou na minha frente e aconteceu. Você é uma pessoa especial, tenho muito orgulho de você. Siga sua vida, que eu estarei, lá de cima, sempre com você. Não precisa pedir perdão. Mas se isso faz com que se sinta melhor, eu o perdoo, meu filho. Está tudo bem." Essas foram as palavras de seu pai, de acordo com o que a mente subconsciente de Flávio criou.

Assim, Flávio sentiu o alívio do perdão de seu pai e finalmente conseguiu parar de se punir com esse pensamento que, de forma consciente, ele nem percebia que guardava. Entendeu subconscientemente que não tinha culpa e pôde perdoar a si mesmo.

Graças a isso, passou a se sentir leve, como nunca havia se sentido. Passou a ver a vida com outros olhos, a se valorizar, ser feliz por quem ele era. Até mesmo conseguiu tornar pública sua orientação sexual. E a família o aceitou normalmente, sem nenhum preconceito.

VOCÊ MERECE SUAS CONQUISTAS?

Como aconteceu com Flávio, uma das principais consequências da culpa é o sentimento de não sermos merecedores do que alcançamos. E se não acreditamos que merecemos, como você já sabe, nossa mente fará de tudo para não conquistarmos.

Porém, não somos formados de uma única crença. Se em sua mente se sobressaírem as programações de que você fará o que for preciso para agarrar o que quiser, você conseguirá. Entretanto, o sentimento de que você não merecia aquilo pode ficar incomodando.

Um exemplo disso são aquelas pessoas que estão sempre se comparando a outras, frequentemente falando sobre suas dificuldades, que sentem medo de que as pessoas percebam que elas não são capacitadas e atribuem qualquer sucesso à sorte ou a outro fator externo. O pior é quando recebem um elogio pelo trabalho, e acham que não é merecido, ou que os demais estão apenas sendo gentis.

Essa situação é conhecida como a "síndrome do impostor". Geralmente, é causada por uma culpa subconsciente que gerou um sentimento de desvalorização; é muito mais comum do que se imagina e não tem relação com o tamanho de seu resultado exterior, a questão é sempre interna.

> *Parece que quanto melhor eu me saio, maior é meu sentimento de inadequação, porque penso que, em algum momento, alguém vai descobrir que sou uma fraude e que não mereço nada do que conquistei.*

Pasme! Mas quem disse isso foi uma renomada atriz internacional, a Emma Watson, também conhecida como Hermione na saga *Harry Potter*, em uma entrevista que ela deu em 2013 ao blog Rookie.[35]

Segundo um estudo realizado pela psicóloga Gail Matthews, da Universidade Dominicana da Califórnia, nos Estados Unidos, esse tipo de pensamento atinge em menor ou maior grau 70% dos profissionais bem-sucedidos.[36]

Portanto, independentemente da situação ou do sofrimento que você esteja passando no momento, seja emocional, física ou profissional, são os sentimentos guardados aí dentro do subconsciente que o fazem se sentir assim.

---

35. Rookie. I Want It to Be Worth It: An Interview With Emma Watson. Disponível em: <www.rookiemag.com/2013/05/emma-watson-interview/2/>. Acesso em: abr. 2018.

36. ERIC. You're Not Fooling Anyone. Disponível em: <https://eric.ed.gov/?id=EJ782339>. Acesso em: abr. 2018.

HORA DE VIRAR O JOGO

Conforme você já percebeu, assim como a Emma Watson ou o Flávio, do caso anterior, muita gente se sente mal, provavelmente carregando culpas tão profundas e bem guardadas que boicota a própria felicidade. Não vale a pena seguir a vida desse jeito.

Agora, chegou a hora de você aceitar quem você é, do jeito que é. Você sabe, não tem problema errarmos, o importante é assumir que erramos e continuar o jogo da vida. Só assim é possível ser feliz.

Mas, antes de partir para o perdão a si mesmo, quer fazer um aquecimento? Quem foi a pessoa que você perdoou no exercício do capítulo passado?

Já parou para pensar que talvez você tenha magoado essa pessoa, até mesmo sem saber? Nós dois sabemos que você não agiu por mal. A questão é que, talvez, algo que para você seja insignificante, tenha causado uma grande dor nessa pessoa também.

Ou, talvez, você sinta que é muito mais necessário pedir o perdão a outra pessoa, em vez de à mesma pessoa do exercício anterior. Se for o caso, tudo bem. O importante é aproveitar o exercício.

Reflita por alguns minutos sobre como você pode ter errado com essa pessoa. Em seguida, demonstre para o consciente que você está aberto a aceitar seus erros. Como fazer isso? Da mesma forma que fez no capítulo anterior.

Imagine que você escreverá uma carta para essa pessoa pedindo perdão por seus atos, e, talvez, até pelos atos que nem sabe que cometeu, mas que possam tê-la magoado.

Não sei se você observou, mas é possível recortar a carta do exercício anterior, assim como a da próxima página. Mas isso são suas emoções, seus pensamentos e suas palavras. Se você achar que deve entregar a carta para a pessoa, o faça. Talvez surjam resultados incríveis desse gesto. E se a pessoa para quem está escrevendo já se foi, rasgue a carta em pedacinhos e jogue fora, imaginando estar se livrando das emoções negativas.

Porém, se preferir manter isso apenas para você, está ótimo também. Isso não mudará em nada a eficácia do exercício. O importante é você escrever. Este é um passo que poderá causar um grande impacto em seu subconsciente.

Então, pegue uma caneta e vamos lá.

Escreva uma carta assumindo seus erros e pedindo perdão para alguém.

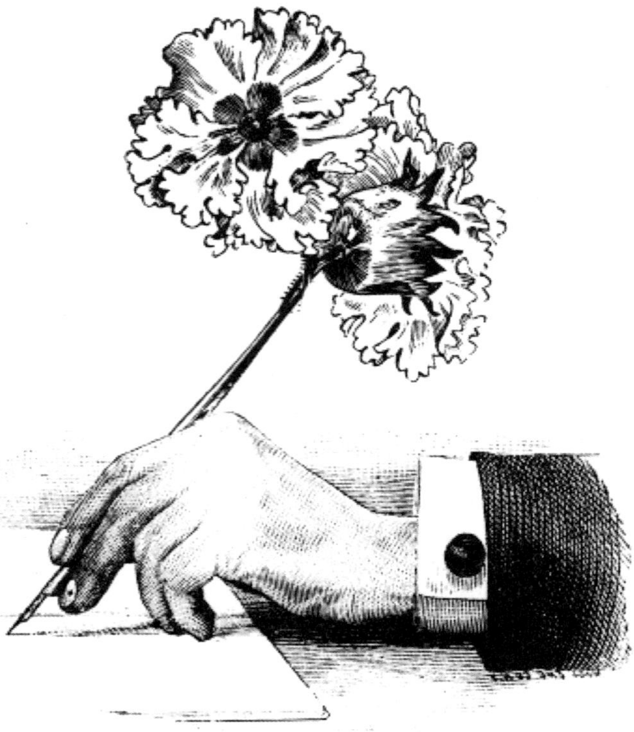

Parabéns! Mais um passo concluído. Como se sente?

Agora, você fez seu consciente aceitar que está tudo bem em já ter cometido erros, então, está mais fácil de seu subconsciente também aceitar e se perdoar da culpa. Com isso, você estará neutralizando muitos fatores que estão causando sua infelicidade sem que você perceba.

Eu explico como fazer. Vamos lá!

Nas páginas a seguir você fará um processo de conexão com sua infelicidade. Lembre-se de alguma situação que o fez sentir-se mal consigo mesmo, frustrado, arrependido ou culpado, não importa o contexto. Talvez você ainda sinta essa culpa hoje; se for o caso, melhor ainda.

Quando estiver pronto, em um lugar tranquilo, em que não haverá interrupção, coloque aquela música que toque sua emoção. Talvez, por exemplo, uma música que escutou num momento de superação, ou mesmo a trilha sonora daquele filme que o marcou. Isso é algo particular.

Imagine a cena da situação e como você estava se sentindo na hora. Você não sabia como aquilo poderia tomar essa proporção, seja em você mesmo ou externamente. Talvez simplesmente não soubesse o que deveria ser feito.

Agora, comece apenas a escrever como se sentiu culpado ou arrependido. Sem pensar, sem se preocupar com a caligrafia, sem nada a mais na cabeça além da vontade de colocar para fora essas emoções. Deixe a sua mão escrever "sozinha", sem parar. A emoção está na mente subconsciente e vai aflorar quando você começar a escrever.

E depois de escrever algumas linhas, comece a se aceitar, escrevendo algo como: "Eu não sabia o que estava fazendo. Eu me perdoo e me aceito!". Deixe bem claro em seu texto que você se perdoa. Escreva e repita quantas vezes quiser. Faça do verbo "perdoar" seu melhor amigo nesse momento.

Quer um pouco mais de inspiração antes de começar?

Quero compartilhar algo pessoal com você. Especificamente com você, pois muitos não chegarão até esta página. Você assumiu o compromisso e o está cumprindo.

Aliás, você já compartilhou pensamentos e reflexões muito pessoais comigo aqui, durante a leitura deste livro. Sei que não foi fácil, me sinto honrado por sua confiança. Agora também me sinto confortável em lhe contar algo muito pessoal.

Uma vez, quando eu estava ouvindo a música "November Rain", do Guns N' Roses, minha mente me mostrou o quanto eu tinha de coisas para serem liberadas. Até que um dia decidi fazer um exercício de visualização, como este que estou propondo aqui. E a emoção veio à tona.

Houve uma época em minha vida que enfrentei emoções bem impactantes, que vieram de forma inesperada. Quando eu tinha 13 anos, minha mãe foi acometida por um câncer de mama. É algo que nunca acreditamos que veremos de perto, na própria família.

Porém, meu pai foi determinante para manter nossa estrutura, mais forte do que nunca, ao mesmo tempo, que dava segurança aos filhos, ele deu todas as forças que ela precisava para se libertar daquela doença. E ela conseguiu.

Com esse sucesso, passei a acreditar que nada mais poderia abalar nossa família. Com a ajuda de meu pai, nosso herói, tínhamos enfrentado um câncer com sucesso, e qualquer problema que viesse dali para a frente seria pequeno. Eu estava enganado.

Uns quatro anos depois disso tudo, em uma manhã, enquanto tocava "November Rain" no piano, minha mãe entrou em casa bem abalada, com a ajuda de uma vizinha, e me deu a notícia. Meu pai tinha sofrido um infarto e falecido. Naquele momento, senti o arrependimento de não ter tido mais momentos com ele, demonstrado mais meu amor de filho e a gratidão que eu sentia por tudo o que ele me fez.

Não me entenda errado. Eu sempre fui muito ligado a ele. Eu era daqueles adolescentes que abraçava o pai quando ele chegava do trabalho. Porém, nossa mente emocional nunca está pronta para deixar alguém que amamos, e quando não temos mais a oportunidade, sempre achamos que poderíamos ter feito mais, não é verdade?

Meu pai era o porto seguro financeiro da família e, quando ele se foi, minha mãe passou a ficar muito preocupada em como iria administrar as finanças. Nesse momento que eu decidi me inundar de crenças das pessoas de sucesso financeiro, que não precisavam se preocupar com dinheiro.

Então, comecei a ler muitos livros sobre o assunto, biografias de pessoas de sucesso, empreendedorismo, administração financeira, riqueza. Eu queria melhorar nossa situação. Porém, como eu ainda não estava fazendo faculdade e nem trabalhando, a principal preocupação da minha mãe era comigo. Ela vivia me falando para eu fazer algo, pois tinha muito receio de que eu passasse por dificuldades. Entretanto, eu sabia que eu estava fazendo uma programação mental muito importante. Foi nessa época que eu fiz a promessa mais importante da minha vida: prometi a ela que não precisava se preocupar comigo, que tinha certeza que daria um jeito, teria muito sucesso e ela se orgulharia muito de mim.

E, como era de se esperar, por conta da morte do meu pai, minha mãe ficou muito abalada emocionalmente. E, provavelmente por conta disso, o câncer retornou e se espalhou por seu corpo. Um ano depois do falecimento do meu pai, ela também se foi.

Tanto ele quanto minha mãe faziam de tudo por mim e meus irmãos. E o maior desejo de ambos — como de quaisquer pais — era ver os filhos bem e felizes. E aí que surgiu a culpa que eu jamais poderia imaginar de forma consciente.

No momento que eu fazia o exercício, comecei a chorar como criança. Eu me sentia culpado por eles nunca terem tido a chance de me ver fazendo o que amo. Eu me sentia culpado por não ter chegado aonde cheguei antes de eles deixarem este mundo. Existia até a culpa de eu não ter me aprofundado mais nesse conhecimento antes, e talvez não ter permitido que a morte de meu pai abalasse minha mãe a ponto de o câncer retornar.

No meu caso, enquanto as lágrimas rolavam no rosto, tudo o que vinha à minha mente e saía da minha boca eram as palavras: "Mãe, me perdoe! Pai, me perdoe! Me perdoe! Eu deveria ter chegado aqui antes! Me perdoe!".

Até que a emoção foi aos poucos diminuindo, e veio a imagem mental de ambos me abraçando e falando que estava tudo bem. Que eu não tinha feito nada de errado; pelo contrário, eles falavam que estavam orgulhosos de mim. E diziam que eu me cobrava demais, que eu também deveria me orgulhar.

Só então comecei a sentir o alívio e falar: "Eu me perdoo e me liberto dessa culpa. Não foi minha culpa! Eu me perdoo e me liberto". A sensação depois disso é indescritível, só quem já liberou alguma emoção assim para saber do que eu estou falando.

E sendo bem sincero, enquanto escrevo isso, sinto uma emoção boa, de como se estivesse limpando mais uma vez aquela culpa passada. Obrigado por me permitir isso, se não houvesse você para ler, não haveria por que eu escrever isso.

Enfim, esta foi a minha experiência, com uma emoção particular. Você terá a sua. Não quer dizer que você necessariamente precise chorar, ou sentir o que eu senti. Talvez nem sinta nada no momento, e passe a sentir depois, por exemplo. Cada pessoa reage de um jeito.

Agora é a sua vez.

Está em um lugar tranquilo? Caneta na mão? Dê *play* na sua música e comece a refletir sobre seu momento. Lembre-se, você não teve culpa.

Escreva o que sente ou sentia, e afirme que se perdoa e se liberta desta culpa.

___

___

___

___

___

___

___

___

___

___

___

A FELICIDADE JÁ ESTÁ DISPONÍVEL — BASTA ACESSÁ-LA

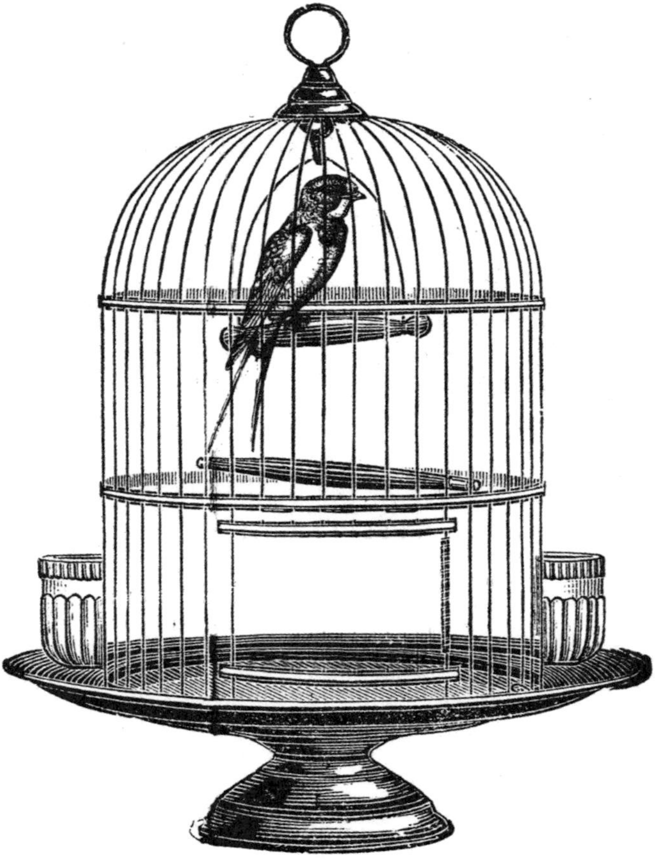

Há quanto tempo você estava insatisfeito?

Sim, perguntei no passado porque agora isso não precisa mais fazer parte de você. Passamos a vida toda aprendendo a nos proteger e, muitas vezes, não percebemos que estamos nos protegendo até mesmo de viver experiências e construir uma vida extraordinária.

Depois desta leitura, você já sabe o que estava por trás de comportamentos e fatos que pareciam tão determinantes, que o poder para a transformação está em você mesmo. E se chegou até aqui, tem toda a condição para fazer diferente.

Você não precisa mais sofrer, chega. Mudando o que está guardado aí dentro, terá a transformação que procura. Eu sei, sair da zona de conforto dá medo. A mente quer evitar que a gente dê o próximo passo. O que fazer? Reprogramá-la. Driblar o fator crítico e deixar que a felicidade, os sonhos, os projetos, as novas ideias finquem raízes fortes e saudáveis em seu subconsciente.

A vida é muito curta para ser vivida em vão, sem brilho nos olhos, sem felicidade. E sua realização não pode depender de fatores externos: dentro de você estão todos os recursos necessários.

MAS O QUE FAZER AGORA?

Bem, você percebeu que seu subconsciente está aprendendo o tempo todo e age de acordo com o que absorveu. Não é verdade?

Dessa maneira, é preciso permitir que ele aprenda aquilo que você sabe que é bom para você, que vai trazer o que precisa para ser mais feliz. E, então, começar a agir rumo ao que você quer.

Como já falamos no capítulo 9, é tudo questão de crença e motivação. Nunca ouvi falar de ninguém que superou algum desafio na vida sem acreditar que tinha potência e sem estar motivado para vencê-lo. Então, instale as crenças corretas aí dentro e se motive.

Quer mais ideias práticas de como fazer isso? Vamos lá!

ADEUS, SEMENTES NEGATIVAS

Em um treinamento com Eduardo Shinyashiki, ele disse: "Nossa mente só enxerga aquilo que lhe ensinamos a enxergar". Sua afirmação não poderia estar mais correta. É preciso reeducar nossa maneira de ler e enxergar o mundo à nossa volta, pois isso fará toda a diferença em nossa maneira de captar e se dispor a viver as oportunidades que já estão disponíveis, esperando nossa atitude de acessá-las.

Para isso, comece por tirar de sua vida tudo aquilo que você sabe que não acrescenta nada de bom. Notícias que só mostram crimes e desgraças, crise econômica, doenças novas. Essas informações instalam em nós crenças de que é normal viver na infelicidade, quando sabemos que não é.

Evite pessoas que estão sempre reclamando. Se não puder ficar longe, pelo menos pare de dar corda para as reclamações. O excesso de reclamações traz crenças de que somos vítimas da vida. Ninguém chega a lugar algum apenas se lamentando. E o mesmo vale para você: pare de se lastimar, colocando-se como alguém que apenas reage ao ambiente. Isso também vale para críticas vazias. É hora de mudar a chave e usar sua energia criadora para ser o agente da mudança. E lembre-se: se você não pode mudar o externo, mude a maneira como se relaciona com ele.

Pare de afundar sua mente no sofrimento, de ficar o tempo todo justificando suas ações. O passado não determina o futuro, mas sim o modo como você age hoje. E hoje você tem a possibilidade de rever suas ações e estabelecer metas, objetivos e posturas que trarão um futuro de muito mais prosperidade, alegria e realização.

Afaste-se completamente das pessoas que não acreditam em seu potencial. Você não merece ouvir que não é capaz. Porque você é! E pode conquistar tudo o que quiser. Nunca, nunca mesmo acredite nos rótulos negativos que tentam colocar em você.

O mundo lá fora tenta nos colocar em caixinhas, mas elas são pequenas demais para tudo o que podemos construir. Então, não tenha medo de expor e assumir um espaço que é seu por direito.

Você não é triste, depressivo, ansioso, preguiçoso, acomodado, gordo, pobre ou seja lá o que dizem. Estes são apenas rótulos criados para tentar simplificar o que somos. No entanto, não somos um produto, cada ser humano é único.

Talvez você não esteja feliz neste exato momento, mas isso não quer dizer que você seja uma pessoa triste. Talvez você ainda não tenha alcançado o que quer, mas isso não quer dizer que seja uma pessoa fracassada. A vida é movimento. E se não estamos no lugar de nossos sonhos, basta ligar o motor e se conduzir para o próximo destino.

Então, pare de prestar atenção na sua dor atual e foque em arrancar a raiz de seus problemas para que a árvore da realização e da força interior possa crescer livremente. Ou seja, deixe sua mente livre para ser programada com novas crenças positivas.

SÓ O QUE LHE FAZ BEM

Agora que já sabe como blindar a mente, hora de cultivar as sementes que o levarão até a felicidade e o sucesso.

Jogue-se nos conteúdos que estão alinhados com o que você quer. Pesquise assuntos positivos sobre seus objetivos, conheça pessoas que já os atingiram e veja que é possível. Leia livros que você gosta, que o fazem se sentir bem. Livros, além de relaxarem, também nos ensinam de forma consciente e subconsciente. Aproveite isso e ensine o que está aprendendo para as pessoas próximas. Assim, você também as ajudará e se sentirá ainda mais especial e preparado para ir atrás de seus sonhos.

Esteja rodeado de gente que possui crenças positivas. Rodeie-se de pessoas que já superaram o dilema que você quer superar. Principalmente, esteja junto daquelas que o apoiam e acreditam em seu potencial. Passe a conversar sobre os planos que você quer alcançar em vez de falar sobre suas dificuldades ou sobre a vida dos outros.

O medíocre fala de pessoas.
O comum fala de fatos.
O sábio fala de ideias.[37]

A influência das pessoas tem um potencial maior do que você imagina. Na verdade, há um estudo feito por dois cientistas norte-americanos que demonstra isso.[38] Os pesquisadores pediram que jovens de 18 salas diferentes respondessem a um teste de QI. Somente os professores saberiam do resultado através dos pesquisadores, os alunos não teriam acesso a nenhuma informação.

Os pesquisadores disseram aos docentes que o tal teste apontaria aqueles com os melhores resultados do ponto de vista intelectual. Selecionaram alguns alunos que tiveram resultados apenas medianos nos testes, porém falaram aos professores que esses eram os mais brilhantes da turma.

Acontece que, após receberem os resultados, os professores começaram a considerá-los realmente melhores do que os outros, e de fato os alunos tiveram notas mais altas depois, nas provas regulares da escola. Já aqueles que os professores receberam a informação de que eram considerados normais, claro, não mudaram o desempenho.

Por que houve essa diferença na performance escolar quando, claramente, todo o grupo de alunos tinha capacidade similar? O que fazia com que alguns alunos se destacassem mais do que outros?

---

37. Provérbio chinês.

38. ROSENTHAL, R.; JACOBSON, L. Teachers'expectancies: determinants of pupils'IQ gains. Disponível em: <www.ncbi.nlm.nih.gov/pubmed/5942071>. Acesso em: abr. 2018.

A conclusão foi a de que a crença dos professores, de alguma forma, influencia de modo significativo o desempenho dos estudantes.

Ou seja, só porque os professores acreditavam que certos alunos eram mais inteligentes, eles realmente passaram a ter melhores resultados. Já aqueles que os professores pensavam que estavam na média tiveram resultados normais.

OITO MESES DEPOIS

O mais impressionante ainda é o que aconteceu depois. Para fechar seu estudo, os pesquisadores voltaram a aplicar o teste de QI nesses alunos depois de oito meses.

Quando aplicaram a avaliação novamente, os estudiosos constataram que os garotos anteriormente tidos como "normais" pelos professores mantiveram os resultados medianos no teste. Porém, os que foram classificados como "os melhores" pelos mestres na primeira vez tiveram uma alta muito maior de pontos no segundo resultado obtido.

A crença positiva dos professores em relação a esses alunos não só os fizeram tirar melhores notas nas provas, como também os deixou mais inteligentes de fato, como comprovado no teste de QI.

Moral da história: esteja próximo das pessoas que já acreditam que você é aquilo que quer ser. Isso o puxará para cima e transformará sua mente. Ou como já diz a famosa frase do Jim Rohn, escritor e palestrante norte-americano: "Você é a média das cinco pessoas com quem mais convive".

NÃO PARE

Ter atitudes e comportamentos positivos como um hábito fará com que a transformação em sua vida aconteça de maneira natural.

Você já aprendeu: é você quem controla onde colocar sua atenção. E quando estabelece o foco, o subconsciente segue. É assim que você mudará suas programações, o que acha que não está bom em você.

Não estou dizendo que será fácil. Sua mente sempre tentará puxá-lo para a zona de conforto, ainda que ela não seja o caminho para que as mudanças necessárias aconteçam. Então, você vai precisar usar a força de vontade e aplicá-la para o que realmente importa. Nos momentos em que sentir que ela está acabando, escute um áudio motivacional no aplicativo PlenaMente, releia alguma parte do livro, ligue para aquela pessoa que acredita em você. Eu sei que você achará uma solução para se manter motivado.

Você dá conta do recado. O importante é não parar! Permaneça firme, aguente hoje, amanhã e até completar o sétimo dia — lembra? Depois faça de novo. Até se acostumar com a nova realidade. Se pensar em desistir, lembre-se de que você é maior do que o desânimo!

Eu acredito em você! Acredito que conseguirá, porque você tomou a decisão de conseguir. Como diria um de meus mentores, Conrado Adolpho, "sucesso é uma decisão". Ele me deu uma pulseira com esse lema e carrego essa frase no pulso para me lembrar de que conquistar o que eu quero só depende de mim.

Agora que sabe como sua mente trabalha, só depende de você decidir vencer seu desafio. Mas não é uma decisão de uma única vez. Você já sabe, a todo momento estamos escolhendo e decidindo. O sucesso é uma decisão de cada momento. A cada instante, em cada situação, você precisa seguir o que aprendeu e manter o foco.

BATATA E TOMATE

Para explicar melhor o que quero dizer aqui, compartilho uma história pessoal. Tinha por volta de 20 anos naquela época e morava em São Paulo, longe de meus irmãos que vivem em Vitória, no Espírito Santo.

As coisas não estavam dando certo para mim naquele período, investi num empreendimento e nada saiu conforme o esperado. Eu já tinha perdido meus pais, não tinha dinheiro, nem um emprego formal, nem um tipo de curso técnico ou profissionalizante, e nem mesmo tinha iniciado uma faculdade.

Como você acha que eu me sentia? Quais deveriam ser as verdades que eu carregava? O Michael do passado poderia acreditar que estava enfrentando o maior de seus fracassos. Que este era um beco sem saída, que estava na hora de desistir de tentar vencer uma batalha sozinho e simplesmente recuar.

Chegou o dia 24 de dezembro, noite de comemorar o Natal. Sem dinheiro para comprar algo especial para comer, me virei com os únicos alimentos que tinha em casa: batata e tomate. Porém, eu já estudava sobre esses assuntos naquela época, e isso fez toda a diferença.

Eu não me sentia pobre e muito menos triste. Eu me sentia feliz por saber que tinha comida saudável e por saber que meus irmãos estavam bem. Não passei fome, então não havia motivo para me desesperar.

Isso não quer dizer que eu não estava satisfeito, de forma alguma. Mas, na minha mente, tinha certeza que aquela realidade não representava quem eu era, portanto não seria meu destino. Eu só precisava continuar com o foco correto e ir em frente, o sucesso era questão de tempo. Nunca duvidei disso. Eu tinha o que considero mais importante para qualquer pessoa: vontade de vencer e conhecimento sobre a mente.

Após alguns anos de luta, um dia comecei a compartilhar um pouco desse conhecimento e ver como as pessoas achavam isso algo incrível. Foi então que decidi viver daquilo que mais gosto, que é mudar a mente das pessoas e transformar vidas; meu coração e minha mente estavam alinhados. O resultado não poderia ser outro que não a prosperidade.

Construí uma das maiores empresas de treinamento em hipnoterapia do Brasil, gerando impacto direto em muitas vidas. Aos 30 anos, eu estava livre financeiramente, casado com o amor da minha vida e com uma saúde incrível. Tudo aconteceu quando eu me conectei com meu propósito, desbloqueei minha mente e decidi avançar sem medo de ser feliz. Assim, foi possível adquirir conquistas com as quais eu nem seria capaz de sonhar lá atrás.

Entretanto, sendo sincero, o que mais me deixa feliz nisso tudo não é o resultado externo, ou o sucesso material. Isso tudo é incrível, claro. Mas o que mais me orgulha e me motiva é saber que, onde quer que minha mãe esteja hoje, ela está orgulhosa de mim. Eu cumpri aquela promessa que fiz a ela um dia.

Agora, eu lhe pergunto: Qual é a promessa que você tem feito? As promessas para a pessoa mais importante de sua vida: você mesmo. O que tem prometido a si mesmo? Sejam quais forem suas motivações, nunca se esqueça: se mudar sua mente, você pode realizar todos seus objetivos. Pode transformar sua vida.

E o melhor disso tudo é que quando transformamos nossa vida, acabamos por impactar positivamente outras pessoas. Muitas vezes, pessoas que nem mesmo conhecemos. Para mostrar isso, quero compartilhar a história de como um aluno meu impactou toda uma família. Hoje, além de ele ser um grande amigo, também é um grande hipnoterapeuta. Com esse conhecimento, ele ajudou o próprio tio a se livrar de um vício extremo em alcoolismo. Além de impactar toda sua família, seu trabalho me impressionou muito, me emocionou e motivou a compartilhar cada vez mais esse conhecimento que transforma tantas vidas.

A seguir reproduzo a sua história, como me contou.

Tenho um tio que, em minhas lembranças, sempre foi alcoólatra. Sua média de consumo de bebida era de nove copos americanos de pinga por dia, de domingo a domingo. Ao longo do tempo, tentou parar três vezes, chegou a ser internado por conta disso. Teve alucinações e suou frio no hospital pela abstinência.

Esse homem é pai de três crianças: um menino de nove anos e gêmeos de seis.

Um dia, chegou a cair da escada, bêbado, e machucou a cabeça. Foi quando meu pai pediu para eu ajudá-lo com o meu trabalho, a hipnoterapia. Minha tia chorava, não aguentava mais aquela situação.

Decidi agir e fui até a casa desse tio. Ao chegar, eu o encontrei deitado na cama, cheirando à cachaça. Ele não conseguia nem levantar de tão embriagado. Foi quando falei, com firmeza:

"Tio, isso tem que acabar. Você não pode mais viver assim."

"Eu quero, eu preciso, mas não consigo. Eu tremo se não bebo, meu filho."

"Você vai a meu consultório, eu vou te ajudar. Mas você tem que querer ser ajudado."

No outro dia, lá estava ele. Expliquei que existia uma emoção atrelada ao vício dele e que essa emoção seria expressada na terapia, e que talvez ele até descobrisse a origem.

Então, no meio do processo ele abriu os olhos. Expliquei que ele podia fechar se quisesse, e ele respondeu que, mesmo de olhos abertos, estava se vendo aos 14 anos, no torno mecânico, num curso. Foi quando o professor veio em sua direção com uma notícia muito ruim: seu pai havia falecido.

Depois, outro momento ficou muito claro em sua mente. Ele tinha 4 anos quando presenciou uma briga dos pais. Então, viu o pai indo para a padaria sem o chamar, o que o deixou muito chateado. Logo depois, o pai estava de volta, na sala, bebendo pinga.

Nesse momento, um insight se clareou como a luz do dia, e ele falou:

"Eu estava bebendo, indo para a padaria comprar cachaça exatamente como o meu pai fazia. No fundo, queria me aproximar do homem que me deu a vida, gostava muito dele, o admirava como não admirava mais ninguém."

Depois, pediu para "conversar" com a mãe, que também já havia morrido. Nessa hora, disse ver os pais juntos, de mãos dadas:

"Pai, mãe, eu amo vocês. E prometo: nunca mais vou beber."

A cena foi muito forte, emocionante. Nunca vou esquecer a voz dele fazendo essa promessa.

Como ele está agora? Muito bem. Há um ano sem colocar uma gota de álcool na boca. Até consegue buscar os filhos na escola, o que antes era impossível, pois não tinha condições de dirigir.

Agora tem um carro que pode conduzir sem medo. Muito além disso, ele tem um futuro para construir. Rodeado pelo amor da família e com liberdade e confiança para viver sem medo de ser feliz.

Este é o poder de nossa mente. Quando desbloqueada, ela pode até nos livrar dos vícios. E tudo isso foi possível porque um dia essa pessoa teve a curiosidade de se aprofundar mais nos mistérios da mente, tornando-se um hipnoterapeuta. Tenho a honra de falar que foi um aluno meu, que hoje se tornou um amigo.

SÓ TEMOS
O AGORA

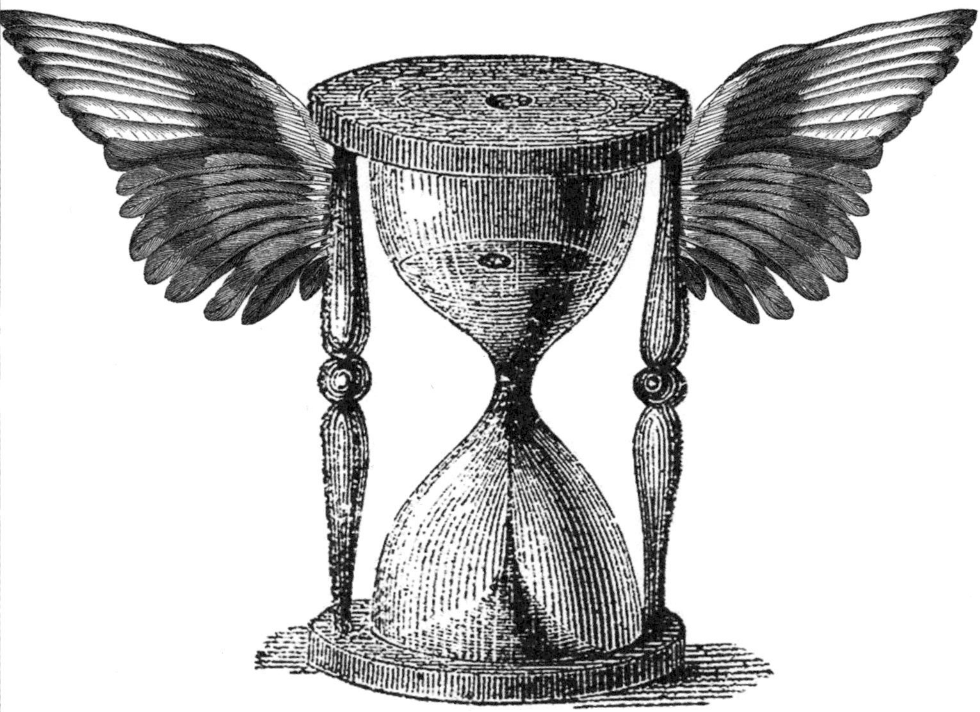

Todo guerreiro já ficou com medo de entrar em combate.
Todo guerreiro já perdeu a fé no futuro.
Todo guerreiro já trilhou um caminho que não era dele.
Todo guerreiro já sofreu por bobagens.
Todo guerreiro já achou que não era guerreiro.
Todo guerreiro já falhou em suas obrigações.
Todo guerreiro já disse "sim" quando queria dizer "não".
Todo guerreiro já feriu alguém que amava.
Por isso é um guerreiro; porque passou por esses desafios e não perdeu a esperança de ser melhor do que era.[39]

Você chegou até aqui. Já parou para pensar que isso também foi influência de sua programação subconsciente? Você poderia simplesmente ter parado na metade, mas quis ser melhor. Isso é programação de alguém que está destinado a uma vida extraordinária, por superar as barreiras da própria mente.

Desbloquear o poder de sua mente é entender como ela o guiou para onde está hoje, é entender que agora podemos determinar as pessoas que seremos. E o agora é a única constância.

Agora: Qual o compromisso que você assume com sua própria história?

Agora: Como você vai reagir diante de sua situação atual?

---

39. Adaptação de trecho de: COELHO, P. *Manual do Guerreiro de Luz*. Rio de Janeiro: Sextante, 2013.

Agora: o que você vai dizer a si mesmo sobre o desafio que tem pela frente?

Agora é o momento único em que você pode fazer toda a diferença em sua vida e na daqueles que ama.

E agora você tem o conhecimento do que é necessário para isso. E talvez isso fosse tudo o que faltava para começar a transformação. Já percebeu?

Você aprendeu aqui neste livro o que é o ECF, a gota d'água que faz a pia transbordar, lembra? Mas isso não acontece apenas para causar traumas ou doenças; o ECF também pode ser positivo.

Por exemplo, aposto que você já ouviu um pai falando que sua vida se transformou de forma positiva após o nascimento do filho. O momento em que ele viu e pegou seu bebê pela primeira vez pode ter sido aquilo que faltava para o subconsciente dele entender como ele é uma pessoa muito especial, afinal, foi capaz de criar uma vida.

Esse pai certamente já teve que lutar e vencer muitos desafios em sua caminhada, e tudo isso resultou em bons momentos. Porém, nunca tinha se dado conta de como ele era uma pessoa incrível, capaz de tudo isso. Nesse caso, o nascimento do bebê era o que faltava para fechar o ciclo desse aprendizado e mudar sua vida.

E com você não é diferente. Tenho certeza de que você já passou por muitas situações nessa vida, suportou mais do que acreditava ser possível. **Porém, apesar de tudo, você está aqui. Então, cada uma dessas situações que você passou e superou foi uma conquista, uma vitória.**

É por isso que você é um guerreiro. Um guerreiro não é alguém que tem poderes extraordinários, e sim alguém que suporta essa vida mesmo sem ter poderes, e isso o faz extraordinário. Só você conhece sua história, só você sabe tudo o que precisou passar para chegar até aqui. Mas o que importa é que você chegou.

Lembra que você tomou uma decisão no início deste livro? Você se comprometeu com a decisão de continuar até o final, e você a cumpriu. Você provou — mais uma vez — para sua mente que você pode sim alcançar aquilo que quer.

Eu acredito que este livro pode se tornar seu ECF positivo. Isso quer dizer que a partir de agora você tem consciência de como é extraordinário. Agora você conhece o tamanho do potencial de sua mente e sabe como controlá-la. Por isso, pode vencer qualquer desafio, não importa se é sobre mudar sua situação pessoal, de saúde ou financeira. Você pode vencer, afinal, é um guerreiro.

E não é vergonha ter sofrido, ter errado, ou mesmo ter pensado em desistir de tudo. Muito menos, não é vergonha pedir ajuda. Talvez você sinta que precisa de um hipnoterapeuta para guiá-lo de forma mais assertiva, em um problema específico. Isso pode ajudá-lo incrivelmente; a maioria das questões tem resultados de melhoras incríveis já em uma ou duas sessões.

Todos os hipnoterapeutas formados na OMNI Brasil estudam profundamente os conceitos deste livro, e os aplicam tanto para resolver problemas deles mesmos como para ajudar outras pessoas. Desse modo, recomendo buscar um hipnoterapeuta OMNI que seja especializado em seu tipo de problema. Se quiser a indicação de algum, fique à vontade para me mandar um e-mail: *contato@michaelarruda.com.br.*

Enfim, o que quero dizer com tudo isso é: **seja feliz agora, pois você sabe que é só questão de tempo para alcançar aquilo que quer. A felicidade não é algo externo, e sim um estado de espírito. Você tem tudo o que precisa para ser feliz agora!**

Lembre-se: se ficar pensando que para ser feliz você precisaria mudar isso ou aquilo, é apenas a sua mente, suas programações, tentando controlá-lo mais uma vez. É ela tentando dizer que você não é suficiente, quando sabemos que isso não é verdade.

Certa vez, assisti a um vídeo muito interessante que deixou isso bem claro. Foram reunidas quarenta pessoas, entre adultos e crianças, e foi feita uma pergunta individualmente: “Se você pudesse mudar uma coisa em seu corpo, o que seria?”.

Os adultos falavam de partes do corpo que consideravam imperfeitas, como testa, orelha, pele, cabelo... Já as crianças, primeiro demonstravam estar muito confusas com a pergunta, pois provavelmente nunca tinham pensado nisso. Mas, depois de pensarem um pouco, respondiam coisas como ter asas, cauda de sereia, bocas de tubarão... até concluírem que gostavam de ser como são.

Então, não se deixe enganar por sua mente, suas emoções, ou mesmo seus pensamentos. Você é muito mais do que isso! Você é um guerreiro! Por isso, viva como um, acreditando em você!

Obrigado por ter se comprometido até o fim com sua leitura e ter se colocado com disposição e entrega para viver esta experiência. Espero um dia encontrá-lo e poder ouvir como você transformou sua vida depois de ter lido estas páginas. É isso que me motiva, transformar vidas através da hipnoterapia. E hipnoterapia é isso, descobrir o potencial de sua mente e colocá-lo a seu favor.

Desejo a você toda a felicidade, saúde e sucesso do mundo!

E agora? Quer saber o próximo passo?

A missão de transformar vidas não é algo para hipnoterapeutas ou para pessoas da área da saúde. É algo muito maior do que isso. Cada ser humano nasceu com esse potencial dentro de si.

Você pode transformar a vida de alguém através de uma palavra, de um abraço, de um pedido de perdão, ou mesmo indicando este livro. E graças a leitores que entendem essa missão e divulgam essa mensagem, recentemente ultrapassamos a marca **11 milhões** de vidas impactadas através desta obra. E você também faz parte disso!

Siga-me nas redes sociais e me mande uma mensagem de como este livro o impactou, que irei respondê-lo com carinho. E, para você continuar evoluindo nesta jornada, quero lhe deixar um presente. Acesse o link: **www.michaelarruda.com.br/presente**

Grande abraço!

michaelarruda   michaelarrudaoficial   omnibrasil

ANEXO

O QUE É POSSÍVEL AUXILIAR COM A HIPNOTERAPIA?

Quer saber se a hipnoterapia pode lhe ajudar?

Como você leu, sua mente influencia tudo o que você é e o que faz. Então, de algum modo e em algum nível, a hipnoterapia pode, sim, ajudá-lo. Nem mesmo que seja só para aceitar melhor e ser mais feliz com sua situação atual.

A seguir, deixo uma lista de áreas em que a hipnoterapia já é utilizada de algum modo.

Mesmo que seu problema não esteja na lista, indico procurar um hipnoterapeuta formado pela OMNI e conversar sobre como a hipnoterapia poderia auxiliar no seu caso. Na dúvida, procure uma segunda opinião.

Atenção: nenhum profissional pode prometer resultados e, como você já leu, o resultado depende de você. Todos os casos relatados nesse livro são reais e foram usados para mostrar o potencial da hipnoterapia; já o resultado com você pode ser maior ou menor.

- **Alergias**
- **Ansiedade**
- **Asma**
- **Autoconfiança**
- **Autolesão (corte)**
- **Bloqueios (mental, emocional)**
- **Bruxismo**
- ***Burnout***
- **Câncer**
- **Cicatrização de feridas**
- **Crenças limitantes**
- **Comportamento agressivo**

- Compulsões (TOC)
- Controle da dor
- Controle de peso
- Controle do estresse
- Criatividade
- Cuidados terminais
- Depressão
- Diabetes
- Dificuldades de aprendizagem
- Disfunção sexual
- Distúrbios do sono
- Distúrbios imunológicos
- Doenças da pele
- Eczema
- Emergências médicas
- Enxaqueca
- Epilepsia
- Esclerose lateral amiotrófica (ELA)
- Esclerose múltipla (EM)
- Exaustão
- Fertilidade
- Fibromialgia
- Fobias
- Foco/concentração
- Forense (interrogatório de testemunha)
- Frigidez
- Gagueira (problemas da fala)
- Hábitos
- Impotência
- Incontinência urinária
- Instabilidade emocional
- Lúpus
- Luto
- Medos/fobias
- Melhoria de desempenho (esporte/escola/trabalho
- Memória
- Motivação
- Mudanças de humor
- Neurodermatite
- Obesidade
- Parar de fumar
- Parto (sem dor ou recuperação)
- Pensamentos negativos
- Pré-operatório/pós-operatório
- Pressão alta
- Queimaduras
- Recuperação pós-ataque cardíaco
- Relaxamento
- Rinite alérgica

- Roer as unhas
- Saúde preventiva
- Sensibilidade do corpo
- Síndrome de Tourette
- Síndrome do intestino irritável (SII)
- TDA/TDAH
- Tiques nervosos
- Transpiração
- Transtorno de estresse pós-traumático (TEPT)

REFERÊNCIAS BIBLIOGRÁFICAS

BANNISTER, Roger. *Twin tracks: the autobiography.* The Robson Press, 2015.

BYRNE, Rhonda. *O segredo*. Rio de Janeiro: Sextante, 2015.

CHARLES, Duhigg. *O poder do hábito*: Por que fazemos o que fazemos na vida e nos negócios. Rio de Janeiro: Objetiva, 2012.

COELHO, Paulo. *Manual do Guerreiro de Luz*. Rio de Janeiro: Sextante, 2013.

DWECK, Carol S. *Mindset:* A nova psicologia do sucesso. Rio de Janeiro: Objetiva, 2017.

EKER, Harv T. *Os segredos da mente milionária*: Aprenda a enriquecer mudando seus conceitos sobre o dinheiro e adotando os hábitos das pessoas bem-sucedidas. Rio de Janeiro: Sextante, 2006.

ELMAN, Dave. *Hypnotherapy.* Londres: Westwood Publishing Company, 1970.

ESTABROOKS, G.H. *Hypnotism*. Nova York: Plume, 1959.

FREUD, Sigmund. *Cinco Lições de Psicanálise, Leonardo da Vinci e outros Trabalhos*. Rio de Janeiro: Imago, 1910.

HALLER, John S. *Swedenborg, Mesmer, and The Mind/Body Connection*: The Roots of Complementary Medicine (Swedenborg Studies). Nova York: Swedenborg Foundation Publishers, 2010.

HILL, Napoleon. *Atitude mental positiva*. Porto Alegre, Citadel Editora, 2015.

JUNG, Carl G. *O homem e seus símbolos*. Rio de Janeiro: Nova Fronteira, 2008.

KLINE, Milton V. *The Roots of Modern Hypnosis:* From Esdaile to the 1961 International Congress on Hypnosis. Indiana: Xlibris, 2006.

KOWALTOWSKI, Alicia. *O que é metabolismo?* Como nossos corpos transformam o que comemos no que somos. São Paulo: Oficina de Textos, 2015.

MESMER, Franz; FRANKAU, G. F.; MYERS, V. R. *Mesmerism:* The Discovery of Animal Magnetism — English Translation of Mesmer's historic Mémoire sur la découverte du Magnétisme Animal. Soul Care Publishing, 2016.

MLODINOW, Leonard. *Subliminar*. Rio de Janeiro: Zahar, 2014.

MUNRO, Henry S. *Handbook of suggestive therapeutics applied hypnotism, psychic science a manual of practical psychotherapy, especially for the general of practitioner.* Londres: Forgotten Books, 2012.

O'SULLIVAN, Suzanne. *It's All in Your Head:* True Stories of Imaginary Illness. London: Chatto & Windus, 2015.

PARKHILL, Stephen C. *Answer cancer:* Miraculous healings explained. Deerfield Beach: Hci, 1995.

WATERFIELD, Robin. *Hidden Depths:* The Story of Hypnosis. Londres: Macmillan, 2004.

WIPF, Hansruedi. *Hypnose:* Gesundheit und heilung auf natürlichem weg. Altendorf: Giger Verlag, 2017.

ZIMMERMANN, Manfred. "The Nervous System in the Context of Information Theory". In: SCHMIDT, Robert F.; THEWS, Gerhrad. *Human Psychology*. Berlin-Heidelberg-New York: Springer-Verlag, 1983.

VISITE-NOS:

@EditoraGente

editoragente

@editoragente

www.editoragente.com.br

Este livro foi impresso pela gráfica Assahi em papel lux cream 70g/m² em novembro de 2024.